RULE OF THE BONES

ルール・オブ・ザ・ボーンズ

骨から考えるピラティス

ブルース・キング 著
川名昌代 翻訳

BANRAISHA

RULE OF THE BONES
Copyright © Pilates Physical Mind Institute
Japanese translation rights arranged with Pilates Physical Mind Institute
through Japan UNI Agency, Inc., Tokyo.

RULE OF THE BONES
（ルール・オブ・ザ・ボーンズ）
骨から考えるピラティス
目次

訳者から読者の皆様へ	4
謝辞	6
序文	7
第1章　原理	9
第2章　運動の危険性	14
第3章　エクササイズ・プログラムのための予備知識	22
第4章　エクササイズ・プログラム	27
第5章　立位で脚をまっすぐにする	51
第6章　足のためのエクササイズ	56
第7章　バランスの取れた姿勢	60
ブルース・キング 年表	66
ブルースの思い出 ── メアリー・ボーエン・インタビュー	116
著者について	124

訳者から読者の皆様へ

　ブルース・キングは、ピラティス・メソッドの創始者であるジョセフ・ピラティスの直弟子の一人でした。ダンサーとして第一線で活躍しながら、大学を卒業し、修士課程を修めたという珍しい経歴の持ち主です。生涯ダンスに情熱を傾けていました。そしてダンスのクラスやワークショップの中に、正しい体の使い方を取り入れていました。ピラティス夫妻の元で体の使い方を学び、膝の不調を克服した経験を持つ彼にとって、ダンスのクラスに正しい体の使い方を入れるのは当然のことだったのでしょう。
　各地の大学で教えながらダンスの教師のための本を執筆したり、モダンダンス用の音源や、ダンス教育用のビデオを作るなど、ダンスの創作と教育のための活動は多岐に渡ります。
　『ルール・オブ・ザ・ボーンズ』は、ブルース・キングが人生の終盤にそれまでの経験を生かし、一般の人の向けに書いた正しい体の使い方の本であり、とても貴重な一冊です。
　骨のアライメントの簡潔な説明に加え、実践の部分はピラティスのエクササイズを噛み砕いて紹介しているため、より実用的になっています。

　この本の存在を知った時、アメリカでは既に絶版となっていたため、古本を探して購入しました。私の他にもこの本を読みたいと思う人が日本にいるのではと考えたのですが、それが10年にわたるブルース・キング・リサーチの始まりとなろうとは思いもしませんでした。
　2010年、翻訳の権利が取れた時、日本語版にはブルース・キングを紹介するための資料を添えることになり、調べ始めるとニューヨーク公共図書館のパフォーミングアーツ図書館にたくさんの資料が保管されていました。あまりにもたくさんあったため、何度もニューヨークを訪ねることになりました。

資料を元にブルース・キングの年表を作り本書の後半に添えました。この中では彼が行った活動の他に、ニューヨーク公共図書館ダンス・コレクションによるオーラル・ヒストリー・プロジェクトの３日間に及ぶインタビューの抜粋を加え、ブルース自身の言葉も含めました。年表には資料で確認できたことのみを載せているため、ブルースが何年頃からピラティス氏に習い始めたのかなどは書いておりませんが、本書の最後のメアリー・ボーエン氏のインタビューでブルースとピラティス夫妻との交流について補うことができました。

　１０年はあっという間ではあったのですが、こうして資料をまとめ終わって見ると、知的で、真面目な努力家で、そして真にアーティストとして生きたブルース・キングに私も習ってみたかったという思いが残りました。

　本書を出版するまでに大変多くの方に助けていただきましたことに感謝を申し上げます。
　ブルース・キングの資料をニューヨーク公共図書館が保管していたことは非常にありがたいことです。
　多忙な中インタビューに応じていただき、貴重なお話を聞かせてくださったメアリー・ボーエン氏に心から感謝いたします。
　万来舎の皆様には大変にお世話になりました。本当にありがとうございました。
　そして最後になりましたが、いつも私を応援してくださるお客様方へもこの場を借りてお礼を申し上げます。
　この本が、必要とする方の手元に届くことを願っております。

平成３１年４月吉日
ピラティス・インストラクター　川名昌代

謝 辞

この本のための資料を作成する手助けをしてくれた
友人たちに感謝しお礼を述べたい。

アラン・キンメル、
マーガレット・リニー、
コーナル・オブライエン、
リア・ルース・ロビンソン、
アンドリュー・トーマス、
そしてマージョリー・タガート・ホワイトに。

序文

　これは美容というよりは健康のための本である。目的はあなたの生活における動き方の癖を改善することである。動く(ムーブメント)ことは私たちの体の健康のために欠かせないものであり、日頃からエクササイズをしている人々は病気にかかることが少ない。しっかりとした根拠のあるエクササイズ・プログラムは免疫系を活発にし、ストレスに対抗する助けとなる。

　この本における体の使い方の論理は骨格系と筋肉系の知識に基づいている。人間の構造の内側のメカニクス、つまり骨の位置と動きについての理解が体の健康的な発達のために必須である。
　「一ヵ所」へのアプローチは効果がない。両腿の骨の上の骨盤の位置、背骨の配列、そして頭をどう載せるかを考慮することなしに腹を平らにすることはできないのだ。
　多くの見かけ上の問題、例えば丸く膨らんだり、突き出したお腹などはお粗末な体の使い方の結果である。それらは体重というよりもむしろ姿勢の問題なのだ。
　全ての運動(ムーブメント)から良い効果を得られるわけではないということを知っておくべきである。エクササイズは危険なこともあるのだ。一般的に行われているエクササイズの多くは体に対して虐待的であり、関節にストレスをかけ、筋肉の中に緊張を作る。間違った動き方をすれば安全なエクササイズが危険なものになることもある。体を発達させ、それを維持する過程において負荷をかけることの悪影響は無視できない。
　この本の中のエクササイズ・プログラムは体のコントロールを獲得するのに役立つだろう。それにより、バランスの良い姿勢と効率的な動き方を見出せるのだ。エクササイズは、一つのエクササイズが体にとって次のエクササイズの準備となるように、注意深く選ばれ、順番にならべられている。それぞれのエクササイズを行う回数は、バランスの良い発達を維持するために設定されてい

る。これらのシンプルなエクササイズは生涯を通じて行うことができる。やりすぎなければ、ほとんどどんな年齢であってもこのエクササイズ・プログラムを始められる。健康の改善はエクササイズを人生の早い時期に始めたかどうかで決まるものではない。

　立ち方、歩き方、そして座り方は、意図的に行うエクササイズよりも私たちの外観や健康に大きく影響する。姿勢の癖について述べた章は、エクササイズを通して学んだ体のより良い使い方を毎日の活動の中に応用するのに役立つだろう。

　これらのエクササイズとその根底にある理論は私の生涯を通じてのダンスと人間の運動(ムーブメント)についての研究から生まれたものである。ジョセフとクラーラのピラティス夫妻に負うところが大きい。私が行うこと、言うことの多くは何年にもわたり彼らから学んだことに由来している。また、メイベル・エルスワース・トッドとルル・スウェイガードの著作にも大きく影響された。彼らの本は、人々が体のよりよい使い方を見出すのを助けるために、私がムーブメントやエクササイズから学んだことを統合するのに役立った。

　何年もの間、私の生徒や仕事仲間たちは私にこの本を書くことをしきりに勧めてきた。この10年間のフィットネスの大流行はこの本の中にある考え方に対する大きな必要性を生みだした。人の体の構造と動きの理論に関する正しい情報が記載されている本のほとんどは、専門家以外の手には入りづらい。この本を作るにあたって難しかったのは、ここに紹介するエクササイズ・プログラムを人々がうまく活用できるように、体とその動きの正しいイメージを伝えるということだった。とても多くの私の生徒たちが、これらの考え方やエクササイズから恩恵を得ている——あなたもそうなることを期待している。

第1章 原理

体の構造——骨格

体の構造の基礎となっているのは骨格である。直立した状態における骨格の機能のしかたは、体の健康な状態の鍵である。古代ギリシャの理論家たちは「骨の法則」と呼ぶものを使っていた。それは私たちに「構造の内部を見る」ことを教えてくれる。この法則は今でも有用であり、この本の原則の根底をなしている。

構造と重力

支えとバランスの建築的概念の数々は、建築物と同様に体にも当てはまる。骨盤は両脚に支えられ、背骨は骨盤の上に配置され、肋骨と肩は背骨からぶら下がり、首と頭は背骨の上に配置されている。この構造を理解するためには、これらの建築的原理をよく考え、重力の働きを知っておかなくてはならない。

両脚と背骨は体の主な支えである。背骨にはカーブがあり、脚の骨は完全にまっすぐではないが、重力は常にまっすぐなラインで下に引っ張る。建築的原理はこれで

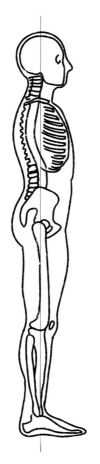

横から見た状態——重力のラインが頭（耳）、肩、骨盤、土踏まずのそれぞれの中心を通って落ちるべきである。

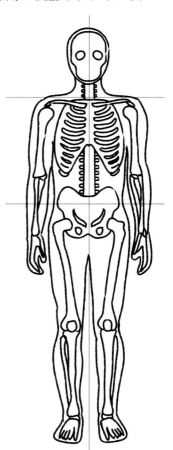

前から見た状態——重力のラインが頭（鼻）、胸（胸骨）、臍のそれぞれの中心を通って骨盤に落ちるべきである。そして大腿骨、膝と足の真ん中へと落ちる。

RULE OF THE BONES

ある。つまり重力のラインが支えの真ん中を通っているとき、支えに対するストレスは最小になる。だから体重が背骨の真ん中と両脚の真ん中を通るとき、これらの支えにかかるストレスは最小なのである。

　足（足首から下）と脚のラインをそろえることはとても重要である。もしも両膝がぶつかっていたり、O脚だったり、または過伸展していたならば、脚に多くのストレスがかかるだけでなく、骨盤を両方の腿の上に正しく配置することが非常に難しくなる。脚が捻じれた状態は膝や足首と足に有害なストレスをかける。膝の向きが正しくないこともまた、足に過度なストレスをかける。

　骨格の些細なゆがみは、しばしば誤った体の使い方によって大きくなる。気にせずにいると、時が経つにつれて状況は悪化する。一方で体の使い方を改善することで、骨格のゆがみを最小にとどめることが可能である。新しい骨を手に入れることはできないが、持っているものをより良く使うことはできるのだ。

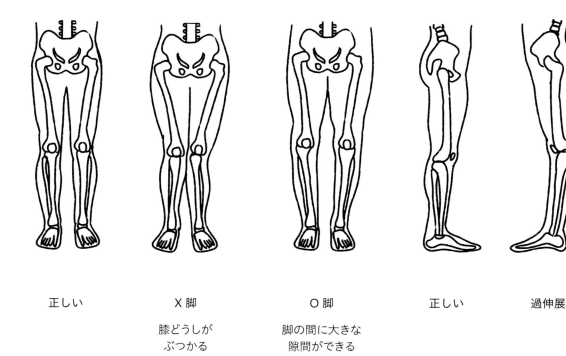

正しい　　　X脚　　　　　O脚　　　　正しい　　過伸展
　　　　　膝どうしが　　脚の間に大きな
　　　　　ぶつかる　　　隙間ができる

体の構造——筋肉

　意識は筋コントロールの経路である。骨が動くこと、筋肉が骨を動かすこと、そして意識がいくつかの筋肉を動かすことがわかるようになると、コントロールの経路が出来上がる。筋肉のことよりも骨について考えることで、より効率的に学べるということに私は気づいた。

　それはつまり、筋肉のコントロールを増そうとするより、動きを通じて骨を導くようにした方がより効率的だということである。骨をより効率的に使うことを学ぶと筋肉は一緒に働いてくれる。

トーニング（引き締め）とストレッチング（伸長）

　全身をバランスよく発達させるには筋肉のトーン（一つの筋肉のグループが他のグループと一緒に効率的に働く）という概念を理解しなくてはならない。

　もし、ある筋肉のグループを強化し相対する筋肉のグループを強化しなかったら、筋バランスの悪さが骨格のゆがみを引き起こす結果となる。

　よく動く、バランスの取れた体を作るには、関節が通常の可動域を最大限に動けるところまで筋肉を長くする必要がある。関節はストレッチしてはいけない。そうすることで関節は弱くなり関節炎のような将来の問題を引き起こしかねない。

　長い間、ストレッチの方法として力任せに弾みをつけるというやり方と、一定の姿勢を維持し続けるというやり方の２つが行われてきた。弾みをつけるストレッチは、柔軟性の限界に逆らって強く弾ませる。最もよくある例は脚を広げて立ち、胴体を前から下へバウンスさせるというものだ。上半身の重さが脚の裏側とウエストの後ろを長くするということになっている。この動きは２つの理由でとりわけ負担がかかる。つまり膝を過伸展させることと、腰を害する応力を生む可能性があるということだ。勢いをつけたストレッチはどの方向へのストレッチであっても、こういった影響がある。体のある部分の重さを他の部分に反して投げ出すことは危険である。なぜなら弾道的な動きは一度始めると痛みを

感じた瞬間に止めることはできないからである。だから関節とその周りの組織は損傷を被りやすいのだ。

　一定の姿勢を維持し続けるストレッチは、ヨガでやるようにしばらくの間ストレッチの姿勢にとどまるというものだ。このやり方は勢いをつけるものよりは傷めにくいので、現在好まれている。だが、これにも危険がある。私はこのやり方を使う人々は、筋肉と結合組織を過度に伸ばしてしまうことがしばしばあると気づいた。これは関節、特に膝と股関節を不安定にする。

　何年もの注意深い観察の後、最良のやり方はとても穏やかな動きで、静かに揺らしたり伸ばしたりすることだとわかった。つまりそれは筋肉が長くなったり、元に戻ったりする余地を残しているのだ。そうしている間、体は循環が良くなり、〝温かい〟ままで動く。そのうえ、あなたは自分の現在の柔軟性の限界を感知することができるのだ。後ほどこの本のエクササイズの記述の中で、私はこの動きを表すために〝インパルス〟という言葉を使うことにする。

骨と筋肉の相互依存

　筋肉は使うことで発達し維持される。使わないでいると筋肉は、萎縮してしまう。つまり弱く、小さくなり弾力性が低下する。骨と筋肉の健康は運動次第である。筋肉の活動は動いている部分の循環を良くする。そして血液の豊富な供給が、骨と筋のシステム（骨系筋系）に栄養を与える。

　あなたの筋肉の発達はあなたの骨格のアライメントと使われ方によって決まる。良い骨格のアライメントは、均一でバランスの取れた筋肉の発達を生み出す。

エクササイズの役割

　ほとんどの人は完璧なアライメントの骨格を持ってはいない。そして姿勢の癖は、たいていがアライメントに悪い影響を与えるのだ。姿勢の癖、つまり生活の中での動き方が、どんなエクササイズよりも私たちの体に影響を及ぼすのである。エクササイズ・プログラムで学んだことを通じて、一日のうちいつでも立ち方、

歩きかた、座り方を改善することができる。健全なエクササイズ・プログラムは、骨のアライメントを改善する助けとなり得る。それは骨を良いアライメントに保つための筋肉を鍛え、それによって骨格の問題を最小にすることができるのだ。

　骨格全体を考慮しないエクササイズ・プログラムが、よく動く美しい体をもたらすことは決してない。1ヵ所へのアプローチは全く効果がないのだ。腿の骨の上にのる骨盤の配置、骨盤の上の背骨の配置、そして首と頭の配置、つまりは姿勢を考慮せずに〝腹を平らにする〟ことはできないのだ。

　ランニングはとりわけ問題のあるエクササイズだ。目下人気であるが故に特に問題である。ランニングは本当に良い姿勢、つまり骨格の正しいアライメントを必要とする。姿勢の問題、例えば足、脚そして背骨の間違ったアライメントなどはあまり活動的でない生活では小さな問題になるだけだが、ランニングの負荷が伴うと問題はより顕在化する。

要点

　骨格とその機能についての知識は自分の体の正しいイメージを見つける役に立つ。このイメージで、健全なエクササイズのプログラムを役立て効果的に体を発達させることができる。エクササイズ・プログラムから学んだことが統合され姿勢の癖が改善されると見た目が良くなり、快適になり、より健康に恵まれるだろう。

第2章 運動の危険性

　ただ体を動かすという目的のために運動をすることは、効果がないばかりか、時に危険ともなりうる。20年以上も前から、体育の指導者や医療関係者たちは多くの良く知られたエクササイズを〝危険である〟としている。それらは解剖学とキネシオロジーの基本的な概念に反しているため、危険である（キネシオロジーとは人間の動きに関する機械学と解剖学の研究のことである）。

危険なエクササイズ

　一般的に行われていて、危険となりうるエクササイズのいくつかを以下に記す。

1 **ダブル・レッグ・レイズ**[※1]は腰に過度のストレスがかかる。また、腹壁を背骨から離れる方へ押してしまう（ウエストを細くするという意図を台無しにしている）場合もあり、立ったり、歩いたり、座ったりするときに使うには不適切なやり方で腹筋群を鍛えてしまう。

2 **シット・アップ**[※2]を伸ばした脚のまま行うのは大変評判が悪い。腹筋群よりも股関節屈筋（大腿の前から背骨の最も下の肋骨がついている部分に伸びる筋肉）を使うため効果がないと考えられている。しかしもっと重要なのは腰にストレスがかかるということである。脚を曲げて行うシット・アップは、より腹筋群を使うことになるので支持されている。しかしどちらの形であれ、この運動を背骨から腹壁を押し離すようにして行えば、シット・アップはダブル・レッグ・レイズと同じ害がある。

3 **トウタッチング**[※3]は膝の過伸展を引き起こし、また、腰にストレスをかける。勢いをつけて（自身の柔軟性の限界に逆らっ

て力任せに弾みをつけて）行った場合は特にそうである。
4 **バック・ベンド**[※4]は腰を酷使し、背骨を過伸展させる。両足を外旋して行った場合、膝と足首にとてつもないストレスがかかる。
5 **プッシュ・アップ**[※5]、**ディップス**[※6]（ベンチプレスや腕立て伏せのバリエーションの一つ）と**チンニング**[※7]は肩を前に引き寄せ、肩甲骨を所定の位置から外れた場所へ引っ張ることで肩と上背部一帯に緊張を作る。
6 **ディープ・ニー・ベンド**[※8]、**スクワット**[※9]、**ダック・ウォーク**[※10]、**グラン・プリエ**[※11]などに関係する動きは膝にストレスをかける。膝は完全に曲がった状態で体重を支えるとき最も不安定となり、故に捻転による怪我が最も起こりやすいのである。

● 注
※1 仰向けに寝た状態で両脚をそろえ、上下に動かす運動。
※2 いわゆる腹筋運動。仰向けに寝た状態から上半身を起こして座位になる。
※3 床に座った状態で両脚をそろえて伸ばしたところから上へ上げ、両手でつま先に空中で触れる。
※4 いわゆる後屈運動。直立姿勢から手が床に着くまで背骨を後方に屈曲させる。
※5 いわゆる腕立て伏せのこと。うつ伏せになり、腕を伸ばしたり曲げたりして体を押し上げたり下げたりする運動。
※6 平行棒を両腕でつかんで体を支え（脚は空中に浮かせる）、肘を曲げて体を下ろし、また伸ばして元に戻る運動。
※7 懸垂。鉄棒につかまり、腕を曲げて体を上げ、腕を伸ばして体を下げる。
※8・9 ディープ・ニー・ベントとスクワットとはほぼ同じ運動を指す。フル・スクワットとも言う。直立姿勢からかかとを上げずに膝を深く曲げる運動。
※10 しゃがんだ状態で歩くこと。アヒル歩き。
※11 バレエ用語。両脚を外旋した状態からかかとが上がるまで両膝を深く曲げる動き。

私たちはこれらのエクササイズは危険であるということを長きにわたって知っているが、依然としてこれらを教えたり行ったりしている。リストを見れば解るように腰と膝はとりわけストレスを受けやすく、怪我をしやすい。運動の行い方でそのストレスは増えたり減ったりする。つまり危険性が増えたり減ったりするのだ。一般的な法則として、より力任せに動くほど、つまり回数を増やすほど、ウエイトを使って抵抗を大きくするほど、その動きはよりストレスを生み、危険性を増す。

　問題はこれらの動きのいくつかは、ほとんどのスポーツやダンスの活動において欠くことのできない部分であるということだ。しかし、気をつけて行うことでストレスを最小にして、それによりこれらの動きの多くにおける危険性を最小にすることは可能である。

　将来、運動選手やダンサーになろうとする人は、それに伴う危険性について知るべきであり、訓練や職業に関する選択肢を与えられるべきである。不幸なことに、こういった選択は大抵は両親またはコーチや先生が決める。自分の感情、または職業的な必要性を満たすために。

　怪我につながる全ての事故が運動やダンスの最中に起きるわけではない。関節をつないでいる靭帯を伸ばすトレーニングはどれも潜在的に危険である。これはほとんどの人々が知らないか、または敢えて無視をしていることだ。

　体操の訓練は、特に女性の場合、股関節を過度に伸ばすだけでなく膝と腰の過伸展に拍車をかける。脚の外旋（ターン・アウト）を伴う場合は膝と足首の捻転が起こる危険性をもたらす。

　上記の全ての危険性はバレエ、モダン・ダンス、ジャズ・ダンス、そして東洋のインド舞踊の訓練においても存在し得る。外旋と伸展を大きくすることを強調するほど危険性が高くなるのだ。

流行のエクササイズ・システムの中にある危険性

　誰であれ、よく動く、健康で、美しい体を手に入れ、それを維持するために身体的な危険を冒す必要は全くない。運動における危険性は特定の運動や、やり方のまずさ以外にもある。正しく動

第2章　運動の危険性

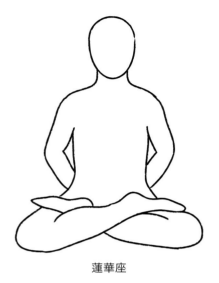

蓮華座

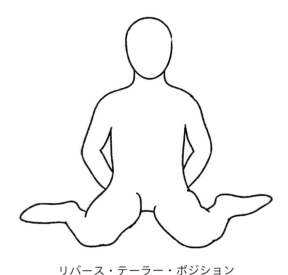

リバース・テーラー・ポジション

仰向けのサンダーボルト・ポジション

きを行っても腰椎を圧迫し、膝をひねり、関節を過伸展し、筋肉や靭帯を過度に伸長することが多くある。人間の体の生理学についての全ての権威ある書物は、筋肉や靭帯を過度に伸長することは、関節を不安定にし（弱くする）、より怪我や病気（関節炎）になりやすくすると明言している。それにもかかわらず、流行のエクササイズ・システム、つまりヨガ、体操、そしてバレエなどは筋肉と靭帯を過度に伸長し、関節、特に膝、股関節、そして背骨の過伸展に拍車をかけるのだ。

ヨガ

　ヨガは強化することなくストレッチをする。いくつかのヨガの姿勢は関節と腱を通常の限界を超えてひねるため、怪我につながりかねない。よほど股関節が柔らかくないかぎり、蓮華座は膝をひねって股関節をつないでいる靭帯を過度に伸ばすことになる。蓮華座の姿勢をとるために膝をひねることは、膝を支え保護している靭帯、腱、筋肉を過度に伸長する。ひねること自体がダメージの原因となりうるし、膝の支えを過度に伸ばすことは、しばしば深刻な怪我を引き起こす。

　両脚を内旋して足の間に腰をおろすリバース・テーラー・ポジションは、ただ膝をひねって結合組織を過度に伸ばすだけでなく、体重がひねりをより強める。また、X脚を助長する。そして、仰向けのサンダーボルト・ポジションは、上半身を後ろにそらせることで、ひねって過度に伸ばした膝にさらなるストレスをかけ、腰を過伸展さ

17

せ、危険なほど背骨にストレスをかける。

エアロビック・ダンシング

〝エクササイズをするのが嫌いな人たち〟のために作られた、エアロビック・ダンス・クラスには特有の危険がある。大音響、指導者の熱狂、そして集団の勢いによって、必要な努力や動きによる痛みに生徒が集中できなくなる。これは一見好都合であるかに思えるが、体に実際何が起こっているかということに気づかなくなりやすい。つまり体から気持ちが離れるということは疲労、使い過ぎ、ストレスなどの体からの警告に対する参加者の注意力を低下させているのだ。骨格や筋肉の問題はこういう類いのことで大きくなる。動きが、おそらくそれまで行っていたより、もっと力強くなるため、足、足首、膝、そして腰にストレスがかかる傾向が強い。痛みに気づいた時はすでに遅すぎるのだ。

ウエイトと
レジスタンス・マシーン

重りと器具の抵抗を使うと体の中に筋緊張が蓄積する。この緊張は既存の骨格や筋肉の問題を大きくするだけでなく、筋肉の発達の不均衡を生むことが多く、それは新たな骨格や筋肉の問題の原因となる。効率の良い体の使い方をするには、筋肉群を働きごとにチームに分けることが欠かせない。外見のためや、見当違いな筋肉強化の概念のために一つの筋肉群が過剰に発達すると、体全体の仕組みが狂い、新しい問題が起こる。よくカイロプラクターがウエイト・トレーニングによる怪我を治すということをとりわけ宣伝しているのに気づくが、興味深いことである。

第2章　運動の危険性

バレエ

　バレエの最大の危険要因は"ターン・アウト（脚の外旋）"を使用することである。もし、ターン・アウトが正しく行われないと腿よりも足の外旋が大きくなってしまう。これは膝と足首をひねって土踏まずと足の親指の関節にストレスがかかる。ターン・アウトはまた骨盤の前傾を助長し、腰椎のあたりにストレスがかかる。

　脚の捩じれる度合いが大きいほど、膝、足首と足によりストレスがかかる。骨盤の傾斜する角度が大きいほど、背骨により大きなストレスがかかる。

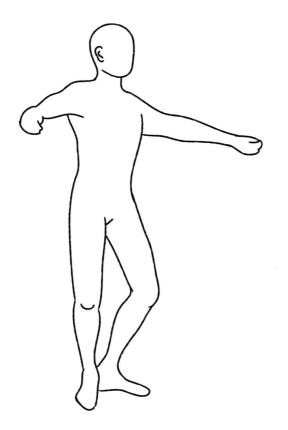

正しい──膝の中心が足の中心と同じ方向を向いている。

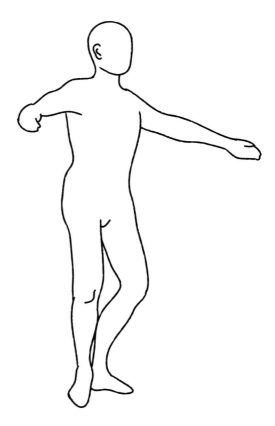

正しくない──膝の中心が足より前に向いている。このイラストの間違ったアライメントは誇張されたものではないにもかかわらず、膝の関節にストレスをかけるには十分である。

その他の危険

　今、ダンスをする人たちの間でレッグウォーマーをつけることが流行しているが、それによって足、足首そして膝のアライメントを自分からも教師からも隠してしまう。時にはウエストの周りにセーターを巻き付けていることもある。これらの装飾品がストレスの溜まった部位にもたらす温かさは、反対刺激剤としての役割を果たしてしまう。アライメントの悪さからくる痛みをごまかしてしまうのだ。骨格のより良いアライメントと使い方によって痛みは減少する。そういった装飾を身につけている教師には用心しよう。そういった教師は有害な体の使い方を習慣的に行い、たとえ悪い体の使い方を実際に教えているとまではいかなくとも、これらの不必要な装飾品によって、悪い見本を見せているようなものである。

緊張とストレス

　動きにおいてエネルギーはプラスの要素であるとみなされる。身体運動においてエネルギー量は労力の量と相互関係にあり、労力の量は緊張の度合いと相互関係にある。だから体を効率的に使うのであればエネルギーを考慮しなくてはならない。
　効率の良い体の使い方は強さ、柔軟性、そしてコントロールによってきまる。強さを強調しすぎると柔軟性とコントロールの不足につながる。柔軟性を強調しすぎると強さとコントロールの不足につながる。効率の良い体の使い方に到達するには、強さ、柔軟性そしてコントロールという要素がバランスの取れた関係でらねばならない。
　問題なのは、人々はよく筋肉の緊張を強さと混同することである。彼らは〝より多くの労力はより多くの強さである〟と思うのだ。一方、筋肉の緊張を恐れ、どのようなものであれ緊張を伴う活動を避けようとする人々もいる。しかし緊張にはプラスとマイナスの両方の面がある。労力とそして相関する筋肉の中の緊張がなければ強さを得ることも維持することもできないのだ。
　避けるべき筋肉の中の緊張は、解放できない緊張である。それは筋肉が通常の長さに伸びることを妨げてしまう。この緊張が最

も頻繁に見られるのは僧帽筋の中のこぶ（固まり）としてである。これは肩を上がったままにするので、肩は決して正しい位置になることがない（第3章の緊張という反応の型についての節を参照）。筋肉の中の緊張の蓄積は動きの範囲を狭めるだけでなく、骨格を乱し、他の筋肉と関節の問題の原因となる。

　身体的ストレスは筋肉の中の解放できない緊張と、筋肉と靭帯をオーバー・ストレッチしたことから生じる。近年ストレスの危険性が多くの注意を集めているというのに、この危険性はエクササイズの発案者たちにはほとんど影響していない。私はストレスのない動きが有益であると確信している。ストレスを伴う動きも何らかの効果をもたらすが、ストレスのマイナスの可能性は無視できない。関節がストレスを受けると、何らかのダメージがあるかもしれないのだ。体の強さや持久力（耐久力）、またはその両方を増そうとするなら、用いられる力の量と、生み出されるストレスの量のバランスを注意深くとらなくはならない。十分な知識を裏付けとして動きやエクササイズに取り組むことにより、過度のストレスを避けることができる。

　例えば有酸素運動を考えてみよう。有酸素運動の概念は大いに誤解され、乱用されている。確かに、軽い動きを持続することには循環を良くする効果がある。しかし、エクササイズをますます激しく、長くしなくてはいけないと信じきっている人々の肉体的、精神的なストレスは危険で、有害である。

　私が健康な人にお勧めするのはエアロビクスではなく歩くことである。それは最も簡単に始められて、続けやすく、そして最も筋肉や関節の怪我の原因になりにくい。一定の歩調で15分から20分のウォーキングを週に3回行えば、循環が良くなり、酸素の摂取量と利用量が増え、健康でいられる。

　私はこの本の中のエクササイズを注意深く選んだ。良い結果をもたらすやり方でエクササイズをすることができるように、第3章の予備知識の情報で体がどう機能するのかを十分理解することができるようになっている。

RULE OF THE BONES

第3章 エクササイズ・プログラムのための予備知識

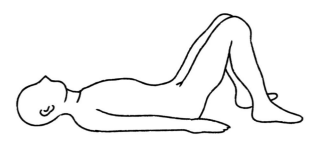

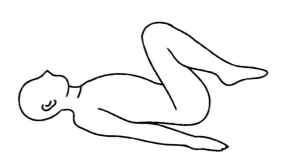

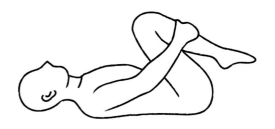

腹筋群の機能とコントロール

　腹壁を形成する筋群にはたくさんの働きがある。それらは腹腔内の内臓を支え、骨盤を腿の上に配置し、背骨の動きをコントロールする背中の筋群と共に働く。それに加えて、呼吸が妨げられないように、腹筋群は横隔膜と下の方の肋骨が動けるくらいリラックスしていなくてはならない。

　これらの筋のコントロールを覚える第一歩として、仰向けに寝て膝を曲げ、足を骨盤に近づけて床に置く。背骨、特にウエストの後ろを床に落とす。首は自然なカーブのままであるように気をつける。これは構造的な休息（コンストラクティブ・レスト）の姿勢と呼ばれる。ウエストが床に着かなかったら両膝を胸の方へ持ってきて、ウエストの後ろの緊張を解放するようにしてみよう。そして、ウエストの後ろが床に着いたままであることを確かめながら、ゆっくりと一方の足を床に置く。それから、もう片方の足を床に置く。

　もし、ウエストの後ろの筋が硬すぎてこ

第3章　エクササイズ・プログラムのための予備知識

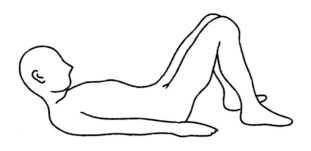

れができなければ、両膝を胸に近づけた姿勢に戻り、両手で優しく膝を胸の方へ引っ張る。

　そしてウエストの後ろを床に着けたまま、再び構造的休息の姿勢になるように両足を床に置き、腹筋群を柔らかくして背骨の方へ落とす。両手を腹壁の上に置き、そこから全ての緊張がなくなるのを感じよう。重力が腹壁を床に向けて引っ張るのにまかせるのだ。

　これらの筋のコントロールにとりかかるために、両手を落ちてへこんだ腹壁に置いたまま床から頭を起こす。筋肉の変化を手で感じてみよう。腹壁は、押し上げて背骨から離してもいけないし、頭を持ち上げる動作に必要である以上の力を使って引っ込めてもいけない。この不必要な力（緊張）が呼吸を妨げるのだ。

　この部位のゴールは体の他の部位と同様、その動作に必要な筋肉だけを必要な量の力で使用することである。効率的に筋肉を使うことを常に目指さなくてはならない。

腰の問題

　腰痛はとてもよくある体の不調だ。構造的異常（奇形）、関節炎、椎間板疾患、怪我、姿勢の悪さ、神経の緊張やストレスが原因かもしれない。医師の診断がどうであれ、どんな治療をするにしても、患者が大概言われるのは腹筋を鍛えろということだ。これはヒントに過ぎない。解決策ではないのだ。答えは姿勢を良くすることに役立つように腹筋を鍛えることである。腰痛の原因

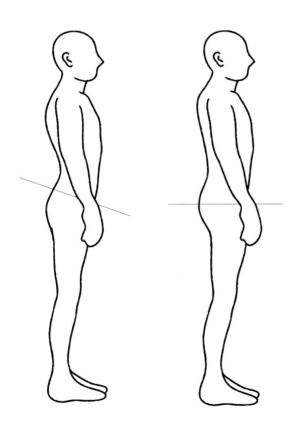

骨盤が傾いて腰が反る。　　正しく配置された骨盤は、背骨のより良い配置を可能にする。

となったり悪化させる最も一般的な姿勢の問題は、骨盤の傾斜と背骨の下部の反りである。この誤った骨の配置は、前面の筋肉が弱く、コントロールされていないことと背面の筋肉が短く、やはりコントロールされていないことを表している。

　骨をより良い配列にするには、腹壁を背骨に近づけてウエストの後ろの緊張を解放し、そのあたりの筋肉が長くなるように、筋肉を鍛えなくてはならない。この、ウエストの筋肉のコントロールを得るための基本的な概念は、エクササイズ・プログラムを行う間中ずっと使われなくてはならない。強さと柔軟性は同等に発達させなくてはならないということを覚えておこう。エクササイズ・プログラムで学ぶことは姿勢の習慣に取り入れなくてはならない。くらしの中での動き方にも、だ。時間と努力を要するが、これしか方法はないのだ。

緊張という反応の型

　上背部、肩、首の配置を妨げる最も一般的な問題は過度の緊張である。これは筋肉的習癖や〝緊張という反応の型〟によって起こる。ここにひとつの例がある。特別な努力や筋力を要する状況に直面したとき、例えば重いテーブルを持ち上げるとしよう。そんなとき私たちは自動的に呼吸を制限し、肩や首周辺の筋肉を収縮させる。これらの自動的な反応は、攻撃や防御といった、他のストレス的状況に起こるものと同じである。これらの反応は、そういった状況では自然であり、適切であるのだが、それが、しばしば全てのストレス的状況で起こるようになる。その結果は、僧帽筋（首の後ろから両肩、そして上背部の中央にのびるダイヤ型の筋）の上部の度重なる収縮となり、緊張を蓄積することになるのだ。

　この状態は筋肉を短くし、そして短くなった筋が肩を上げ、首を反らせる。長くなりなさい（解放せよ）というメッセージよりもずっと多

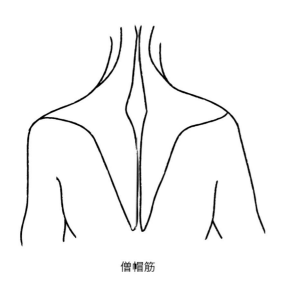

僧帽筋

くの短くなりなさい（収縮せよ）というメッセージがこの筋に送られる。だからこの問題の解決方法は単純である。つまり原因となった過程（または緊張という反応の型）を逆にするのだ。〝肩を落としなさい〟や〝首の後ろを長くしなさい〟というような長くするメッセージを筋肉に送り緊張を解放するのだ。一般的に怠けているから姿勢が悪くなるのだと信じられていることとは逆に、この姿勢の問題は頑張りすぎによるのだ。つまりはその頑張りが無意味であり、間違った方向に向いているのだが。

　この部位に〝収縮しろ〟といったメッセージを送るという無意識の習慣が変わるまでエクササイズをしない方が、首と肩の緊張にはよいのだ。これを変えるにはまず構造的休息の姿勢で寝る。床に頭、肩、そして胸部を預け、それらを支えるために筋肉を使う必要をなくす。指で首の後ろを触ってこれらの筋を柔らかくするのを助けよう。そして、首と肩の間の僧帽筋に触れる。この部位を柔らかくしてみよう。そこが柔らかくなると、首の後ろが長くなり、耳と肩の間の距離が長くなるはずだ。

　緊張という反応の型を好転させることができると一度わかれば、それが始まりとなる。エクササイズ・プログラムの間中、解放せよというメッセージをこの部位に送り続けなくてはならない。首の後ろ側は長く、のどには力が入っていないはずだ。両側に肩を落として、耳と肩の間の距離をできるだけ長くするイメージは絶えず使わなくてはならない。これらの考え方を姿勢の習慣に取り入れたなら、急速に進歩するだろう。

バランスの取れた姿勢を手に入れる

　あまりにも多くの間違った情報があるため、正しい姿勢と効率の良い体の使い方を手に入れるのは難しい。〝押す〟、〝引く〟、〝力み〟や〝痛み〟といった言葉は皆が理解する。なぜならばそういった言葉を伴う経験を身をもってしたことがあるからだ。だが、〝バランス〟や〝トーン（平常時の筋肉の正常な緊張）〟という概念となるとあまり理解していない。これらの概念が、彼ら、そしてあなたがスタートすべき場所なのだ。例えば〝お腹を中に引き入れなさい〟、〝胸を張りなさい〟、〝肩を後ろに引きなさい〟など、こういった全ての助言は間違いを正すつもりで言われるのだ

が、全く効き目がないのだ。腹壁を呼吸とともに引き入れたら、そのままでいられるのは息を止めていられる間だけだ。たとえもし呼吸を全くする必要がなかったとしても、骨盤と背骨をより良い関係に配置せずに腹壁を引っ込めるようにするのは難しいし、もちろん効果も上がらない。同じように、肋骨を前と上、またはそのいずれかの方向に突き出すと、背骨に不必要なアーチができ、ストレスを生む。肩甲帯は背骨からぶら下がっているべきである。肩を引くこと、またはその他のどんな位置であってもそこに肩を保つことは背骨、首そして頭のアライメントを乱す。姿勢の誤りを正すことにおける間違った試みの例はこれだけではなく、もっとたくさんある。私たちは過剰に発達させた筋肉を賛美するように教えられている。例えば男性の〝理想〟としてのボディビルダーや、女性の〝理想〟としてのファッションモデルのおかしな姿勢である。私たちはこういった挫折につながる観念をはねのけて、実現可能な目標を見つけなくてはならない。それらは必ずある。だが受け入れるのは難しい。なぜならば昔からの考え方には、それがどんなに間違っていても多くの支持者がいるからである。

バランスの取れた姿勢

　では、どうやってバランスの取れた姿勢を手に入れるか。骨盤と背骨は良い配置でなくてはならず、肩と肋骨は自由で、背骨からぶら下がるようでなくてはならない。これが〝固定された〟ではなく〝バランスの取れた〟姿勢なのだ。バランスの原理がより働いていて、必要とされる力（緊張）は少ない。生徒にバランスの取れた姿勢を取らせたり、体のある部分を動かすのに相互作用する筋肉のグループを必要なだけの努力で使うようにさせると彼らは〝何も感じない〟と言う。なじみのある〝押す〟、〝引く〟、〝力み〟、または〝痛み〟を感じないと、その経験は彼らにとって名状しがたく、それゆえに価値がないのだ。これは彼らがバランスとトーンの概念をそれ以前に経験したことがないということの表れである。バランスの取れた姿勢は不必要な緊張からの解放と自信をもたらす。

第4章 エクササイズ・プログラム

エクササイズの取り組み方

　このプログラムの中のエクササイズは健康に問題のない人のためのものである。全ての成人の方に年に一度健康診断を受けることを勧める。もちろん、エクササイズ・プログラムを始める前にそういった検査をしておくべきだ。

　これらのエクササイズは数えきれない可能性の中から選ばれたものだ。それぞれは効率の良い機能的な姿勢を手に入れるために体の部位のコントロールを獲得することに直接係っている。エクササイズは単純に行われるべきだ。言い換えれば、それぞれの動きを行うのに十分な力だけを使って行うのだ。正しく効果的に行えば体をより良い状態にするのに役立つ。一連のエクササイズの最後には、疲れきってしまうのではなく、気分がリフレッシュして、元気になった感じがするはずだ。

　怠けたり、食べ過ぎた自分を罰するためにこのエクササイズを使ってはいけない。そう、筋肉は使われなければならない、さもなければ劣化する。だが酷使すれば他の問題を引き起こす。

　このプログラムは特別な器具は必要としない。床でエクササイズをしよう。通常タオルが一枚あれば当て物として十分な保護となる。だがもし足りなければ、畳んだブランケットを追加するといい。

順番と回数

　エクササイズは体が次のエクササイズの準備ができるような順番に並べてある。それぞれのエクササイズの回数は体がバランス

よく発達するように決めてある。プログラムを順番通り、指示された回数を行えば最も効果的である。より多く、が常により良いというわけではないことを覚えておこう。回数を増やしたり重り（抵抗）を増やしたりして持久力や強さを増進しようとすることはしばしば逆効果となる。一つの動きをできるだけ多く繰り返すことは収縮筋の緊張を高める。そして、筋肉の正常な状態である筋肉群の正しい相互作用が不均衡となる。多くのウエイト・トレーニングやレジスタンス器具のプログラムで奨励されるように、絶え間なく重さをかけ続けることは回数が多すぎることと同様の問題を引き起こす。すなわち緊張とバランスの悪い筋肉の発達である。それはまた、他の筋肉群に関わるストレスを生み出す。結局のところ、体の他の部位に緊張を作り、関節に過度のストレスをかける原因となるのだ。

他の運動

これらのエクササイズはよりよい健康状態をもたらし、その良い状態を維持することにも役立つ。エクササイズ・プログラムにはじめから水泳を加えることもできる。いろいろな泳ぎ方をすることで、体は重力によるストレスを受けずに様々な方向に動く。水が体を支え、足、足首、膝そして腰をストレスから切り離す。このスポーツの技術を獲得するにつれて持久力がついてくるだろう。

より良い姿勢の習慣を手に入れると他のどんなスポーツを選んでも応用できる。足、足首、膝や腰の痛みはストレスのサインであると覚えておこう。痛みの元になっている行為を中断し、骨格のアライメントを直す専門家を探すのだ。

自分のために続けよう

一連のエクササイズを毎日やろう。一度流れが解ったら20分もかからない。急いだり力んではいけない。楽しむのだ！　これは日々自分自身のためにできる良いことの一つなのだ。努力に見合った自分になるだろう。

第4章 エクササイズ・プログラム

21のエクササイズ

1 ラウンド・フォワード Round Forward

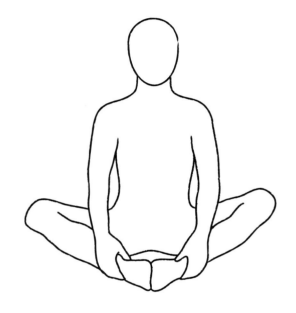

両足の裏を合わせて座る。両手は足首に置く。

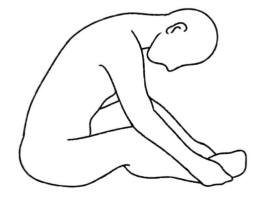

背骨を丸め、穏やかにインパルスをしながら頭を足に向けて前方に下げる。

インパルス16回。

目的：僧帽筋とウエストの後ろの筋を長くする。

＊全てのエクササイズは勢いをつけたり、無理に行わないでください。痛みを感じた時はすぐに中断してください。

RULE OF THE BONES

2 レッグス・フォワード　Legs Forward

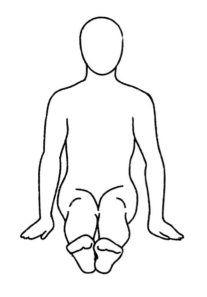

両脚を前に伸ばして座り、両手は床に置く。

両膝、両足首と両足の骨を合わせるように引き寄せる。

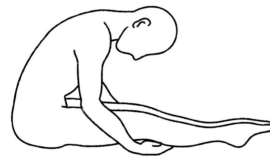

頭を前方に伸ばして穏やかにインパルスをする。

インパルス 16 回。

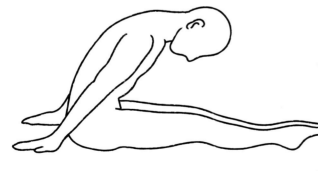

もしこの姿勢で座ることや頭を前方に伸ばすことが難しければ、両手を後ろに置いて支えにする。

目的：脚のラインを整え（脚をまっすぐにして）、ウエストの後ろの筋肉と脚の裏の筋を長くする。

3 パラレル・レッグス Parallel Legs

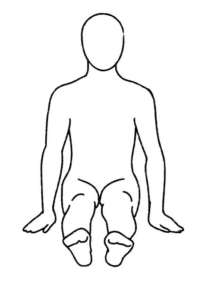

両脚を前に平行に伸ばして座り、両手は脚の両脇か、必要なら体の後方で床に着ける。

両膝、両足首、そして両足の骨の間を約3～4センチ離して、膝のお皿の真ん中と足の真ん中を通るラインが平行になるように保ち、つま先を前に伸ばす。

右脚の足首と膝を曲げて膝とつま先を真上に向ける。

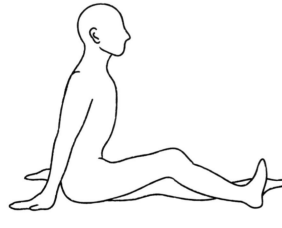

膝のお皿のまん中と足のまん中が同様に上方に向いたままのアライメントを保つようにする。

足と膝のアライメントに対する注意を守りながら足首と膝を伸ばす。

左脚でもこの動きを繰り返す。両脚交互に8回行う。

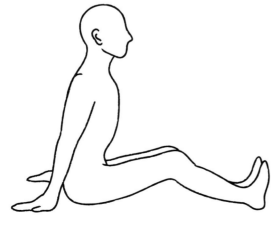

片脚ずつのアライメントをコントロールできるようになったら、両脚同時に曲げ伸ばしする運動を8回行う。

目的：脚の正しいアライメントを知り、身につけることに役立つ。

もし特別に膝の問題（O脚、X脚、過伸展、または捻れ）がある場合は第1章を参照。

4 ニー・プルズ　Knee Pulls

頭、背骨そして両脚をまっすぐにして仰向けに寝る。

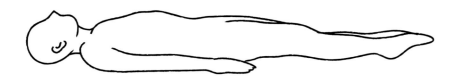

右膝を右肩に向けて両手で穏やかに引く。両手と両腕に力を入れて、肩や首には力が入らないようにする。

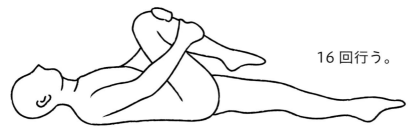

16 回行う。

左膝を左肩に向けて引く。

16 回行う。

目的：大腿とウエストの後ろの筋を長くする。

5 ニー・チェンジ　Knee Changes

エクササイズ4と同様に仰向けに寝る。右膝を右肩へ向けて引く。腹壁が背骨に向けて下がっているのが見えるように頭と両肩を起こす。伸ばした脚を床から持ち上げる。

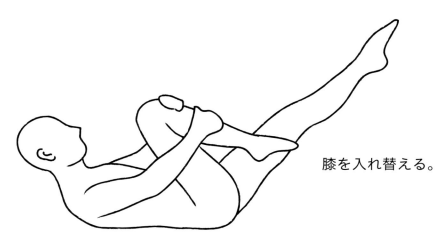

膝を入れ替える。

腹壁を下に引いて保つようにする。膝の入れ替えをできるだけ多く行う。例えば8回、16回、最高24回まで、腹壁を下げていられるかぎり行う。ウエストの後ろが床に着いていることを確認すること。もし腹壁がふいに膨らんでしまったら、中断し、休んでから再び始める。もし全く下げておけなければ第3章の頭を起こす運動に戻ってこのエクササイズを行うためのコントロールと強さを習得しよう。

目的：腹壁を鍛える。

6 ラウンド・フォワード Round Forward
（エクササイズ 1 と同じ）

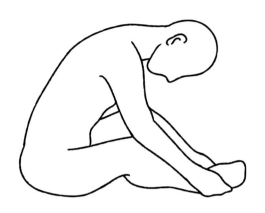

両足の裏を合わせて座り、両手は足首の上に置く。背骨を丸めて穏やかなインパルスをしながら頭を足の方向に下げる。

インパルス 16 回。

目的：肩とのどから力を抜く。

7 シット・トール
Sit Tall
（エクササイズ 6 から続ける）

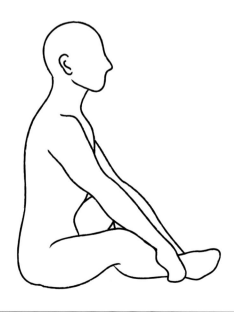

足首に置いた両手で支えて背を高くして座る。頭の中心を上に向かって突き出す。両耳を持ち上げるイメージが役に立つだろう。両肩は背骨から垂らし、肋骨の前部は下げる。

自分の最高の姿勢を見つけてみよう。背骨を長くするために、重力のラインつまりプラム・ラインを伸ばし続ける。

この背骨の中心を上方に伸ばすことに対して両膝を上下に（小さく）弾ませる。呼吸をし続けること。

バウンス 16 回。

目的：現時点における自分の一番良い姿勢を見つける。

8 ツイスト Twist

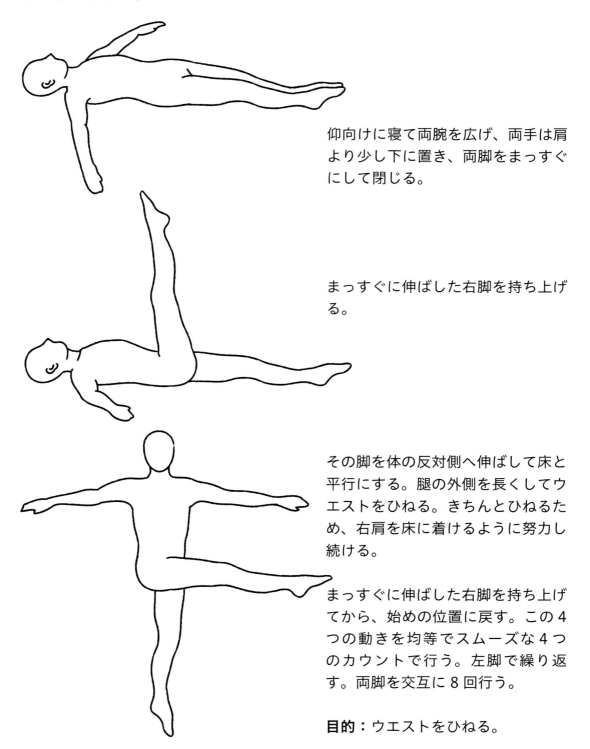

仰向けに寝て両腕を広げ、両手は肩より少し下に置き、両脚をまっすぐにして閉じる。

まっすぐに伸ばした右脚を持ち上げる。

その脚を体の反対側へ伸ばして床と平行にする。腿の外側を長くしてウエストをひねる。きちんとひねるため、右肩を床に着けるように努力し続ける。

まっすぐに伸ばした右脚を持ち上げてから、始めの位置に戻す。この4つの動きを均等でスムーズな4つのカウントで行う。左脚で繰り返す。両脚を交互に8回行う。

目的：ウエストをひねる。

9 ロール・バック Roll Back

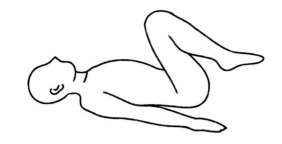

仰向けに寝て両手は骨盤の両側で床の上に置く。両膝を曲げて胸に近づける。

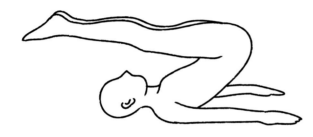

両足が顔の上を超えて行くように両脚をまっすぐにする。

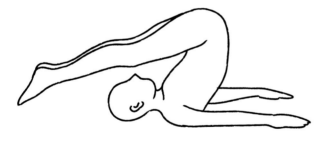

両足を床に着けるように伸ばす。

丸めた背中を徐々に伸ばすように下に戻す。

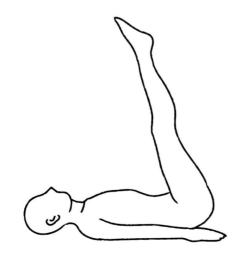

両膝を曲げて始めの姿勢に戻る。

この背中を丸める運動を4回行う。

目的：腰の筋肉を伸ばす。背中を丸めたとき、足が床に着かなくても心配することはない。遠くにロールバックするとより上の方の背骨まで動かすことになる。途中まででも主要な目的にかなう。

10 ヒップ・リフト Hip Lift

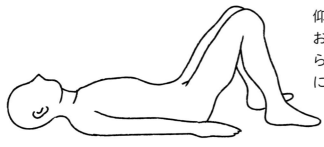

仰向けに寝て両足を骨盤に近づけておく。両足の間は大体30センチくらい離して、両手は骨盤の近くで床に置く。

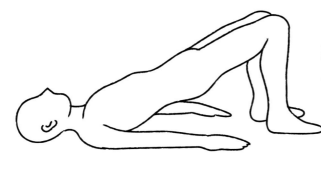

腹壁を背骨に向けて落とし、骨盤を上げる。最少の力で背骨を動かすようにする。

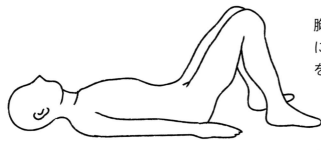

胸骨、肋骨、ウエスト、骨盤と順番に力を抜いて垂らすようにして背骨を床におろす。

4回行う。

目的：背骨周辺の筋肉の緊張を解放し、背骨が自由に動けるようにする。

11 キックス Kicks

うつぶせに寝て両手を額の下に敷き両脚をまっすぐにして閉じる。

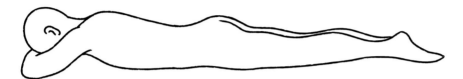

右足を右のヒップに向けて放るように動かす。

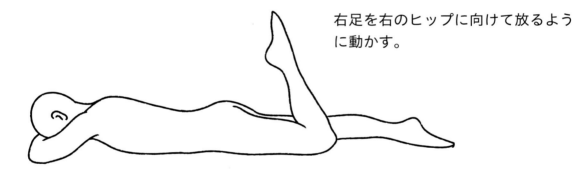

その足を床に戻し、始めの位置に置く。左脚で同じ動きを行う。

交互にキックを 16 回行う。

目的：腿の前面を伸ばす。放り投げるような動きと腿の前面の筋肉を完全に解放することが、やがて膝の関節そのものにストレスをかけることのない、膝の完全な屈曲を可能にする。

12 リフト・ア・ロング・レッグ　Lift a Long Leg

うつぶせに寝て両手は額の下に敷き両脚はまっすぐに伸ばして閉じる。伸ばした右脚をゆっくりと床から6センチくらい持ち上げる。

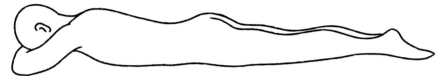

その脚をスムーズに床におろす。同じ動きを左脚で行う。上に上げるというより、水平に伸ばす。

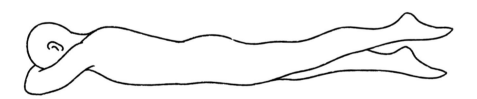

両脚交互に8回行う。

目的：ウエストの後ろの筋肉を特定し、動かさないようにすること。もし脚を高く上げすぎたり、股関節を床から浮かせると、力は上背部と臀部に入って、コントロールが最も必要なウエストの後ろには力は入らない。

RULE OF THE BONES

13 ストレングスン・ザ・バック　Strengthen the Back

うつ伏せに寝て両手を額の下に敷き、両脚はまっすぐ伸ばして閉じる。

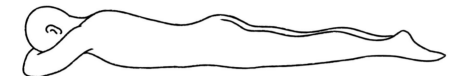

頭とまっすぐにした両脚を床から少しだけスムーズに浮かせる。頭頂部は前に、つま先は後ろに伸ばして浅い弧の形（アーチ）を作る。

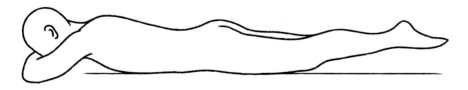

ゆっくりと始めの姿勢に戻る。息を吐いて力を抜く。肩と首の後ろを圧迫しないようにする。

４回行う。

目的：背中の筋肉の強化。

14 レッグス・ワイド Legs Wide

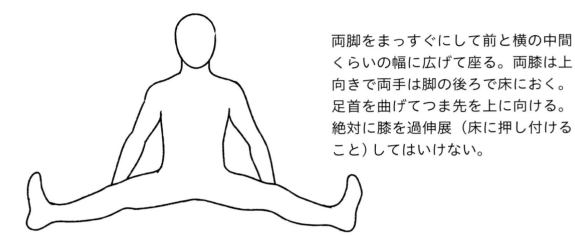

両脚をまっすぐにして前と横の中間くらいの幅に広げて座る。両膝は上向きで両手は脚の後ろで床におく。足首を曲げてつま先を上に向ける。絶対に膝を過伸展（床に押し付けること）してはいけない。

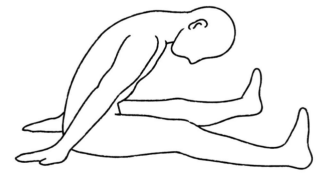

体を前方に倒すように丸めて穏やかにインパルスする。

手を後ろに置いて支えずに座れる柔軟性があるなら、両手を前に置く。

インパルス16回。

目的：脚とウエストの裏側を長くする。

15 レッグス・ワイド ─ フレックス・エクステンド
Legs Wide ─ Flex Extend

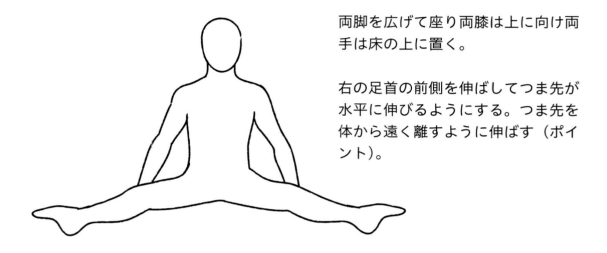

両脚を広げて座り両膝は上に向け両手は床の上に置く。

右の足首の前側を伸ばしてつま先が水平に伸びるようにする。つま先を体から遠く離すように伸ばす（ポイント）。

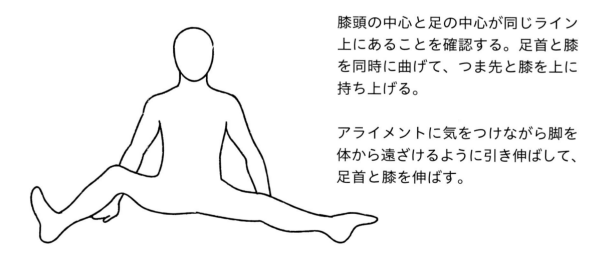

膝頭の中心と足の中心が同じライン上にあることを確認する。足首と膝を同時に曲げて、つま先と膝を上に持ち上げる。

アライメントに気をつけながら脚を体から遠ざけるように引き伸ばして、足首と膝を伸ばす。

左脚でこの動きを行う。

片脚ずつ交互に8回繰り返す。

第4章　エクササイズ・プログラム

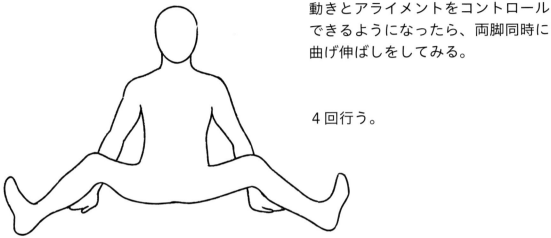

動きとアライメントをコントロールできるようになったら、両脚同時に曲げ伸ばしをしてみる。

4回行う。

目的：エクササイズ3のような脚のアライメントのコントロールを強化する。関節（足首、膝、そして股関節）を均等に、そしてこの運動の枠組みの中で可能な限り最大限に曲げ伸ばしする。筋肉はスムーズに短くなったり長くなったりしなくてはならない。動作の過程を意識するようになると、ぎくしゃくしたり、締まりなくだらだらと動かなくてすむようになる。

16 ショルダー・ストレッチ　Shoulder Stretch

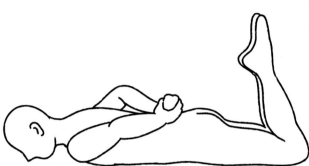

うつ伏せになり、両手を背中の後ろに置き、片方の手でもう片方の手を握る。
両膝を曲げる。

腕と脚が伸びるまで、ゆっくりと両手と両足を頭から遠ざけるように伸ばし、頭と胸は床から浮かせる。上背部だけを反らせる。

スムーズに始めの姿勢に戻る。息を吐く。

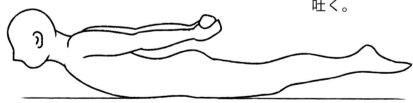

4回行う。

目的：肩の前の筋肉をストレッチする。

17 アーチ・アッパー・バック　Arch Upper Back

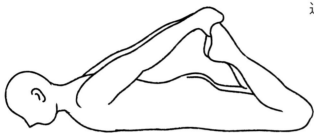

うつ伏せになり、両手で両足を握る。両膝は終始互いに近くに寄せて床に近づけておく。

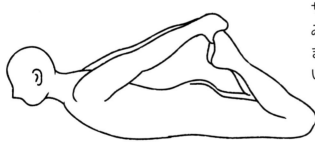

ゆっくりと両脚をヒップから遠ざけて頭と胸を床から浮かせる。エクササイズ16で行ったように上背部のみ反らせる。あまりたくさん行き過ぎてウエストを反らせてはいけない。

胸骨を床におろして、スムーズに始めの姿勢に戻る。息を吐く。

4回行う。

目的：肩の前面を広げて、上背部を解放する。

RULE OF THE BONES

18 レッグス・フォワード　Legs Forward
（エクササイズ2と同じ）

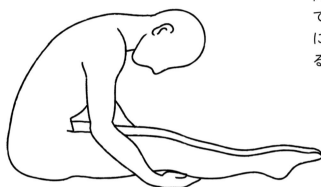

両脚をまっすぐに前に伸ばして座り、両手は床に置く。両膝、両足首そして両足の骨を引き寄せる。頭を前方に伸ばして穏やかにインパルスをする。

2番目のエクササイズとして行った時よりもずっと楽に柔軟になっていることに気づくだろう。

インパルス16回。

目的：先に行ったエクササイズで反ったところを休ませ、次のエクササイズの準備をする。

第4章　エクササイズ・プログラム

19 ロール・オーバー　Roll Over

エクササイズ18で行ったように両脚をまっすぐに前に伸ばして座る。両腕は前に伸ばして両手を床に置く。ロール・バックする（後ろに転がる）。

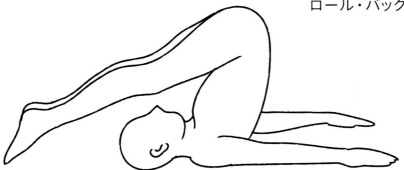

前に転がって始めの姿勢に戻る。両手は床の上に置いたままにする。後ろに転がりながら（ロール・バックしながら）、両手を足の近くから骨盤の横までスライドさせる。前に戻るときは両手を足の近くに来るまで前にスライドさせる。
スムーズに転がるようにしよう（背骨が硬くてこのエクササイズを快適にできない場合は行ってはいけない）。

4回行う。

目的： 背骨の周辺の緊張を解放する。

20 スパイン・チェンジ　Spine Change

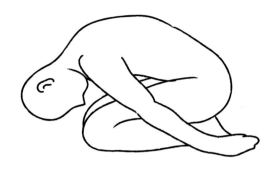

かかとの上に座る（腿が硬すぎてこれができなければこのエクササイズを行ってはいけない。足の甲や膝が痛ければ、パッドなど当て物を敷く）。頭を落として両手を両脚の近くに置く。

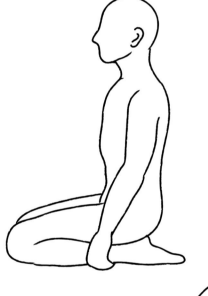

体を起こして座り、肩は落とす。

※訳注　エクササイズ20における背骨の動きは、一つずつの背骨を順に動かすように滑らかに行うこと。

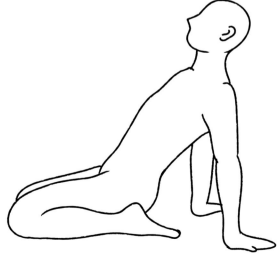

両手を後ろに置いていくらか体重をかける。

第4章　エクササイズ・プログラム

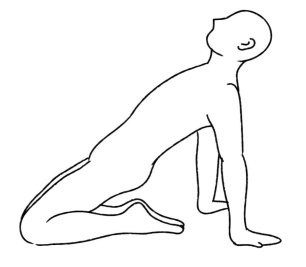

腹壁は背骨に落としておきながら腰を上げる。膝から股関節、頭までが一直線になるようにする。

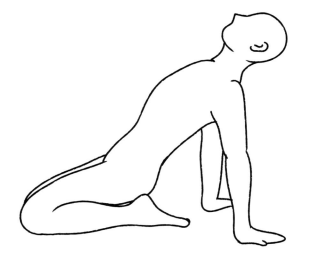

かかとの上に座る。

頭を落とさないで、胸骨を上げるようにする。

始めの姿勢に戻る。

4回行う。

目的：腹壁を背骨に近づけて脊椎を一つずつ滑らかに動かすことと、腿をストレッチすること。

21 バック・ストレッチ　Back Stretch

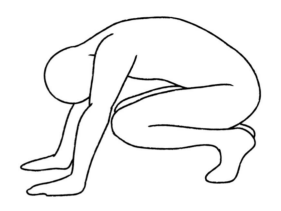

両手を床に置き、両足と両脚を平行にして、首は力を抜く。両足と両膝は前に向けて３〜５センチ間を空ける。

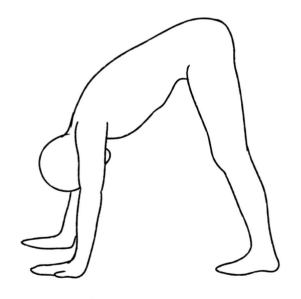

ウエストを持ち上げ、両脚をまっすぐにする。膝を後ろに押さないように注意する。首と肩のあたりの力が抜けるように、体重は両手にかけておく。もし脚をまっすぐにできなければ、両手を前に移動する。かかとの方に腰を下ろし、始めの姿勢に戻る。

４回行う。

目的：背中と脚をストレッチする。

第5章 立位で脚を まっすぐにする

5つのエクササイズ

　これらのエクササイズを基本のセットから分けたのは、アライメント（の指標となる）エクササイズだからである。特に注意して行うのでなければ、全く行わない方が良い。なぜならば、このエクササイズは立って行われるため、骨盤、背骨、胴体、腕そして頭の重さが両脚と両足によって支えられることになる。重力を考慮しなくてはならない。重力のラインが支柱（この場合、脚と足）の中心を通って落ちるとき、支柱にかかるストレスは最小になる。これらのエクササイズはこの原理を考慮して考案されたものである。正しく行えば支柱のより効率の良い使い方ができるようになる。足と脚が効率的に使われるとより強くなるが、効率の悪い使い方をするとストレスの弊害を被る。アライメントをチェックするためにこれらのエクササイズを鏡の前で行おう。

RULE OF THE BONES

22 ロウ・ルルベ Low Relevé

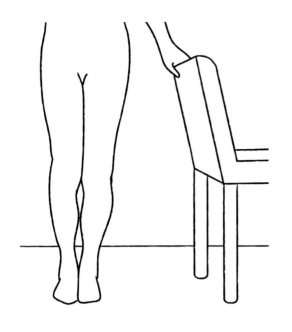

両足、両足首、両膝を閉じて立つ。土台となる部分がとても小さいので、バランスを保つため椅子の背を持つようにする。全ての足の指に体重がかかっていることを確認する。膝を過伸展（後方に押すこと）させないように注意する（エクササイズ2と関連づけること）。

つま先を下に押してかかとを床から3センチくらい持ち上げる。

8回行う。

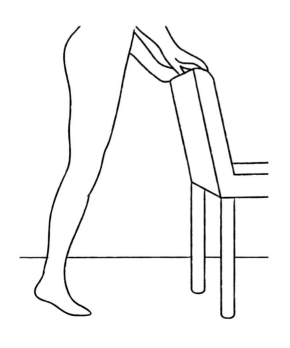

目的：正しくこのエクササイズを行うと、足の指を強くし、足首を安定させるのに役立つ。誤った行い方をすると、害になる可能性もある。かかとを外に落とすと足の外側にストレスがかかり足首が正しいラインから外れる。かかとを内側に落とすと、土踏まずと母指の関節にストレスがかかり足首が正しいラインから外れる。高く上がりすぎると、中足骨のアーチ（指のつけ根の関節）とつま先にストレスがかかり、足首のアライメントをコントロールするのがより難しくなる。

23 ヒール・リフト Heel Lifts

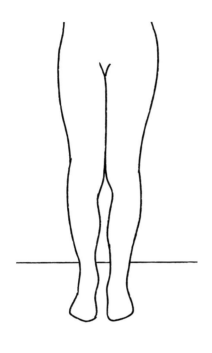

両足と両脚を平行にして立つ（母指の関節の間を4～5センチ離す）。

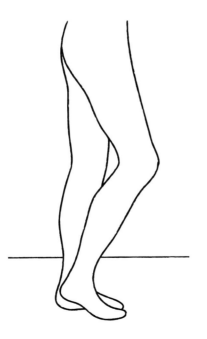

両足に均等に体重をかけたまま右のかかとを床から浮かせ、右膝をまっすぐ前方に曲げる。右のかかとを床に置く。左脚で繰り返す。

膝を鏡に映る膝に向けてまっすぐ前に出す。かかとが外にも内にも落ちないようにして、毎回床の同じ場所に戻るようにする（エクササイズ3で膝とつま先を同じ向きにしたのと同様、今度は膝とかかとを同じ向きにする）。

8回行う。

このエクササイズを行うのに問題があればエクササイズ3に戻って練習しなさい。繰り返すが、膝を過伸展しないように特に注意しなさい。

24 スモール・プリエ   Small Plié

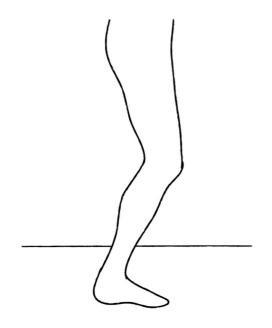

両足と両脚を平行にして立つ。膝を静かに曲げ、膝頭の中心を足の中心の真上となる方向にまっすぐ向ける（通常は第二指あたり）。膝が鏡に映る膝の方向に、まっすぐ前に向いているか、鏡でチェックする。始めの姿勢に戻る。

4回行う。

25 ロウ・ルルベ ── パラレル
Low Relevé ── Paralle

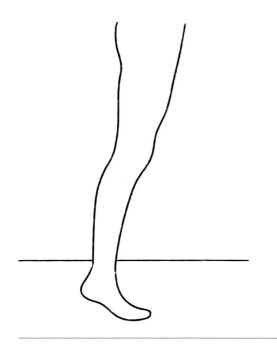

両足と両脚を平行にして立ち、全ての足の指に体重が乗るようにする。つま先を下に押してかかとを3センチくらい床から上げる。かかとが外にも内にも落ちていないことを確かめよう。そしてかかとを床に戻す。

4回行う。

26 プリエ ── ルルベ　Plié ── Relevé
（エクササイズ24と25のコンビネーション）

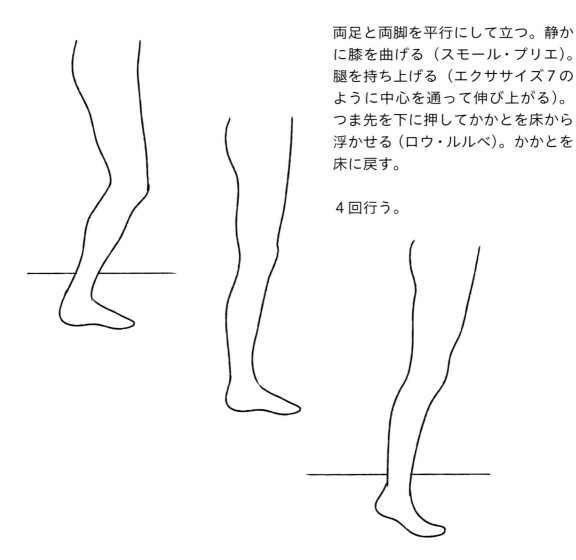

両足と両脚を平行にして立つ。静かに膝を曲げる（スモール・プリエ）。脚を持ち上げる（エクササイズ7のように中心を通って伸び上がる）。つま先を下に押してかかとを床から浮かせる（ロウ・ルルベ）。かかとを床に戻す。

4回行う。

学習を関連づける

エクササイズ3で学習したことを、足と脚をより良いアライメントにするために考えられたこれらのエクササイズに役立てよう。そしてこれらのエクササイズで学習したことを歩行の改善に役立てるのだ（第7章の〝歩行〟のセクションを参照）。日常の歩行にこの学習の全てを取り入れれば、自分の進歩に驚くだろう。

第6章 足のための
エクササイズ

　足は最も配慮を必要としている。なぜならば全体重を支えているからだ。足の問題はアライメントを乱し、体の別の部位の故障を引き起こすこともある。

靴

　あなたの履く靴は足の健康と深い関係がある。靴は柔軟で、底は弾力のあるものでなくてはならず、靴自体が足の指を誤った方向へ引っ張るようではいけない。全ての足指に体重がのり、第7章で記述しているように歩かせてくれる、つま先の丸い靴が不可欠である。内科的にも、整形外科的にも問題がない場合、誤った姿勢、合わない靴、そして効率の悪い足の使い方が足のトラブルの一番の原因である。足が痛むと体全体に悪い影響を及ぼす。適切に合わせた質の良い靴は健康と幸福を守る重要な役割を果たす。

二つの足のエクササイズ

　足を良い状態にし、そしてそれを保つための以下のエクササイズは、基本のセットを行うときに含めても良いし含めなくても良い。この二つは他のエクササイズと違う。なぜならこれらは、かなりの努力を払って行われるべきだからである。

第6章　足のためのエクササイズ

27 トウ・カールズ　Toe Curls

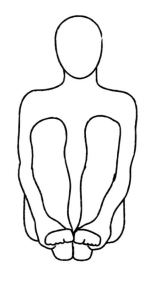

両手で両足をつかむ。手の親指を足の親指の関節の近くに置き、その他の手の指は母指球の下に置く。足の指が動くときに、いくらか抵抗を与えるように両手で両足を安定させる。足の親指の関節とくるぶしを寄せておく。

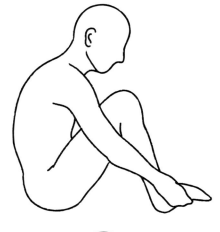

足の指をできるだけ下に巻く。中足骨（指のつけ根の骨）を目立つようにする（拳骨をつくるように）。

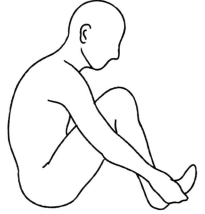

つま先をできるだけ上に伸ばす。

8回行う。

目的：中足骨のアーチを強くする役に立つ。

57

28 フット・サークルズ　Foot Circles

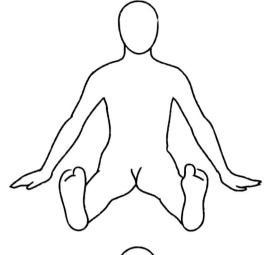

両足の間を60センチくらい空けて座る。足の指が上方に伸びるように足首を曲げる。

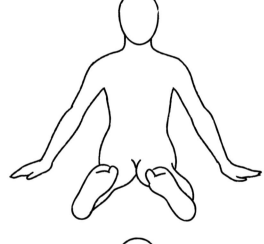

つま先を内側にたおす。

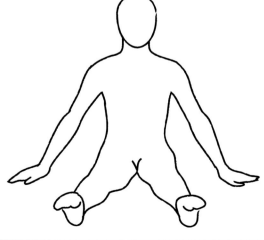

つま先を前方に伸ばす。

第**6**章　足のためのエクササイズ

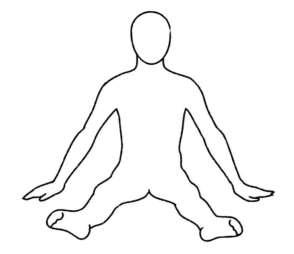

つま先を外側にたおす。

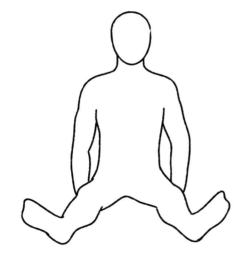

足首を曲げる。

円の続きを描いて始めの位置に戻る。

4回行う。

反対向きに円を描く。上、外側、前、内側。このエクササイズは足の骨と筋を動かす。

目的：足と足首を強くして、より柔軟にする。このエクササイズの最大の意義は、しばしば無視され痛めつけられている足の循環がよくなることである。

第7章 バランスの取れた姿勢

姿勢の癖

　体の外観と機能を大きく改善するには、立ち方、歩き方、そして座り方を考慮しなくてはならない。エクササイズは体の部位のコントロールを修得するのに役立つように選ばれ、順番に並べられているので、これを利用して機能的な姿勢を手に入れることができる。体はこれらの意識的に行うエクササイズに反応する、しかし体はまた生活の中で使われる無意識の動き、つまり自分の姿勢の癖にも反応するのだ。体のより良い使い方——効率の良い動き、バランスの取れた姿勢——を毎日の生活の中での動き方に取り入れなければ、エクササイズの効果は最小になってしまう。

バランスの取れた姿勢——楽になる位置

　自分にとって最も良い姿勢を見出すためには、両足の上に均等に立ち、つま先は前に向ける。膝の中心が足の中心の真上にくるようにする。骨盤を両方の腿の骨の上にバランスよく置く。腹壁の筋肉が骨盤の配置を助け、ウエストの後ろの筋肉が背骨の配置を助ける。頭の中心を耳より高く引き上げて上に伸びる。自分の重心線を探しなさい。そうすれば、背骨は自然なカーブを失うことなく長く伸びる。肋骨の前の部分を落として背骨からぶら下げ、両腕を体側にぶら下げて手のひらは体の方に向ける。そして頭は首の上に良いバランスで載せる。

　バランスの原則を最大限に、〝固定する〟という考えを最小限に用いる。骨盤を配置し、頭の中心を上に引き上げるためにはエネルギーを使わなくてはならない。だが、その他は体重の負荷の

かかる体の部位が効率良く建築学的に配置されていることによってなされていて、釣り合いが取れていなくてはならないのだ。両肩と両腕は自由にぶら下がるはずである。

　全身鏡を見て第1章の図を参照し、今の姿勢をチェックしよう。前から見て、両肩と腰の両側が同じ高さになっているか。頭は片側に傾いているか、両脚がまっすぐになっているか。横から見て、頭は前に突き出ているか。背骨のカーブが不自然に誇張されているか。

　機能的な体を手に入れる最も重要な要素は、骨格の良いアライメント（姿勢）と機能的なメカニック（使い方）を身につけることである。機能的な動きは姿勢に基づいているので、良い体を維持する上でこの側面は見落とせない。

　骨格のアライメントが十分整っていないところに、ウエイト・リフティングやその他の負荷をかける器具で筋肉を発達させると悪いアライメントになり、それに伴って機能的でない骨格のメカニックがより悪化する。筋肉の大きさや強さを増進しようとする前に骨格の構造を正しくする方がずっと賢いのだ。

ウォーキング

　あなたの体は、あなたをあちらこちらへ運ぶための筋肉の動きという形のエネルギーを供給する。歩くことは腿を前方へ持ち上げることから始まる。下腿は前方へスイングし足は体重を受ける前に着地する。体重はまずかかとに載り、そして母指球にかかると同時に、反対の脚が前方へスイングし、つま先が体を前に押す。腿を前方に上げるエネルギーとつま先が体重を前へ押すエネルギーの量によって歩く速度が決まる。

　効率を良くするためには、可動部位つまり膝、足首、足をまっすぐ前に動かさなくてはならない。そうすると体重が足の中心を通って運ばれる。股関節はまっすぐ前に出て、背骨は上に伸び、両肩は背骨からぶら下がり、腕が自由に振れるようになる。

　これは全てとても専門的に聞こえるが、ただバランスの取れた姿勢で背を高くして立ち、腿と足を前方に向けて動かすようにすれば、あなたはより良い歩き方になるだろう。このことは、まっすぐ前を見る練習にもなる。それは動きをまっすぐ前方に向ける

RULE OF THE BONES

ことに集中するために、頭を首の上にバランス良く載せる助けになるのだ。

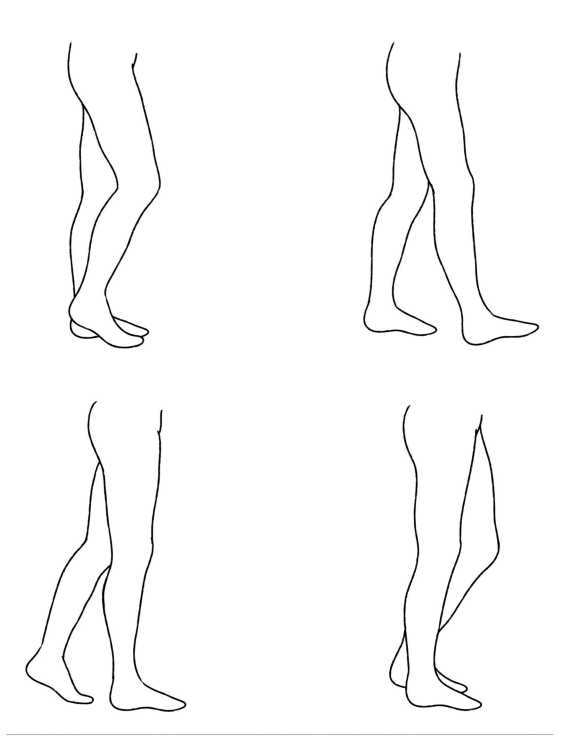

第7章　バランスの取れた姿勢

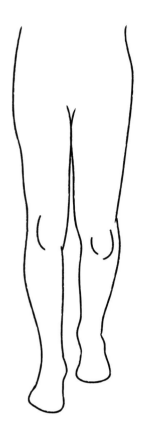

走るな、歩こう

　日常のウォーキングは、正しく行えば優れたエクササイズである。ランニングの全ての利点がある。つまりランニングの負荷を伴わず、カロリーを燃やし、呼吸を促進し、心拍数を上げ循環を良くし、緊張や思い煩いを解放できる。ぶらぶら歩きでもなく、急ぎもせずに一定の速度で15分間歩くことは、身体的また精神的な健康に大いに役立つ。足と脚が効率よく動けるように柔軟で強力な靴底のランニング・シューズ、またはウォーキング用に特にデザインされた靴を履こう。仕事に歩いて行くならドレッシーな靴は職場に置いておこう。昼休みに歩くならウォーキング・シューズを職場に置いておこう。全てのエクササイズと同様、より良く行えばより良い効果がある。

RULE OF THE **BONES**

座る

椅子に座ったり椅子から立ち上がるという行為は、基本的な技術を伴う。

座るためには椅子に向かって後退する。両足の上に体重を保ちながら、股関節と腿のところで体を前へ曲げ、両脚の筋肉で体重をコントロールしながら、骨盤を椅子の方へ下ろす。

立ち上がるには、この手順を逆に行う。片方の足を反対の足より前に置き、両足の上に体重を維持しながら股関節と腿のところで前屈し、まっすぐに前を向いて立ち上がる。

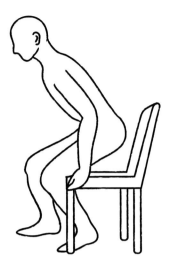

座っているという行為そのものは、より長時間継続するため、より大きな重要性がある。背骨がストレスを受けないように骨盤の置き方は垂直でなくてはならない。体重は骨盤を通過して真下に落ちるべきであり、骨盤の前や後ろを通ってはいけない。

背中を反らせないようにすること。下の方の肋骨（下位肋骨）を前方に出すことは、背中を反らせるため、背中にストレスがかかる。

第7章　バランスの取れた姿勢

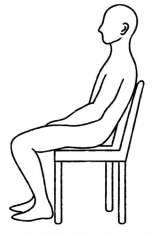

だらりと座ると体重は骨盤を通って落ちるのではなく、背骨の上にかかる。

適切な椅子が不可欠である。椅子の座面は水平かまたは前が後ろより少しだけ高く、両足が床に快適に着いていられるくらい低くなくてはならない。そして座面の奥行きは、深すぎて膝の関節の裏側にあたるようではいけない。椅子の背は垂直で骨盤の後ろにあたって支えられなくてはいけない。

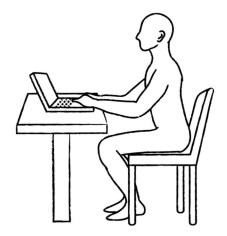

机で仕事をしているときは、背を反らせることなく背骨全体を前へ傾ける。

骨盤を椅子の背に押しつけても、膝の後ろに椅子があたって押されることなく、両足を快適に床に着けておくことが可能でなくてはならない。これが骨盤にストレスのない支えとなるのだ。仕事中の姿勢であれ、休憩中の姿勢であれ、骨盤が椅子の上に良い置き方をされていれば頭はバランスの良い位置へ上がり、両肩が背骨からぶら下がるはずだ。

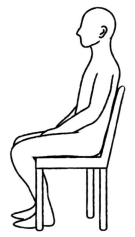

休んでいるときは、椅子の背にあなたの背全体が支えられる。

立つこと、歩くこと、座ること。これら3つは高度で最も重要なエクササイズである。なぜならば生活の中で最も行われるエクササイズだからである。これらの行い方を改善すること以上に、体により良く、より早く効果を及ぼすものはないだろう。

65

RULE OF THE BONES

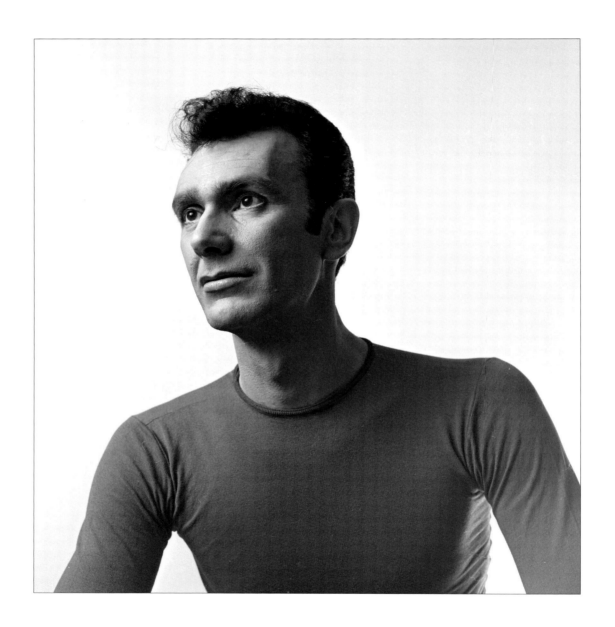

1964年ブルース・キングが 39 歳の頃。大学や高校で教え、子供のためのパフォーマンスを行いながら、
自身の作品の創作発表し、自らもダンサーとして他のコレオグラファーの作品に出演していた（写真 Jack Mitchell）

ブルース・キング 年表

1925〜1940年

空間的にも時間的にも身体的にも自由な幼児期を過ごす。
ダンスという概念はなかったが、音楽に合わせて身体を動かすことが好きな子供。
中学生の時に社交ダンスを知り、様々なダンスを探求し始める。

> 「ダンスをしたくないと思った記憶はないね」
> 「(5歳の頃の思い出)うちの向いから角にかけては何もなく、野原だった。丘にも何軒か家があったが、丘を登るともう何もない。全くのフリーだった。(中略)私は野放しにされた。思うにこのことがムーブメントに関する最初の発達や感覚において非常に重要だった。ひどく貧しかったが身体的にも個人的にもある種の自由があった」
> 「(小学校2年生の頃の思い出)このムーブメントについての感覚だよ、どういうわけか私が持っていたのは。(中略)学校で誰かから腕立て側転をならったんだ。そういうことは教師からは決して習えない。私は大喜びで学校からうちまでずっと腕立て側転をしながら帰ったんだ」
> 「父はダンスなどやってほしくないと思っていた。人生はもっと真剣なものだとね」
> 「私はいつもラジオに合わせて踊っていた。父は渋い顔だったよ。どういういきさつだったかは思い出せないが、タップ・ダンスのレッスンに行かせてくれるよう説得したんだ。(中略)それが当時アクセスできる唯一のダンスでしばらくはレッスンを受けさせてくれた」
> 「ダンスと言えば、居間のラジオから流れてくる音楽に合わせて一人で踊るダンスだった。(中略)私はポップ・ミュージックで育った」
> 「母は土曜日にオペラを弾いていた。それも聞いたよ。だからといって踊りたくなったわけではないが。うちにはピアノがあったんだ。(中略)母は娘時代の曲、オペレッタ・タイプの曲をピアノで弾くのが大好きだった」(ブルース・キング・インタビューより)

1925年2月10日	●	カリフォルニア州オークランドに生まれる。
1932〜1933年	●	7〜8歳の時、タップ・ダンスを始める。

> 「恥ずかしがりやの子供だった。メイデーに子供たちを集めてフォークダンスを踊らされたのだが、他の子供たちより上手く踊れたので満足

感があった」（ブルース・キング・インタビューより）

1936年　● 11歳の時、父が亡くなる。

「父は私が11歳の時に亡くなったが、そうでなければこの道には進んでいなかっただろう。母は芸術に理解のある人だったから、全く問題はなかった。父には認められなかっただろう。私は父の考え方に幾分寄り添っていたから、ダンサーになりたいなどとは言えなかったな。たとえそう思っていてもね」（ブルース・キング・インタビューより）

1937年〜　● 中学7年生（13歳くらい）体育の授業の後半に社交ダンスを習い、気に入る。その後、教会でフォークダンスのレッスンがあると知り、行ける限りソーシャル、フォークとあらゆるタイプのダンスに行く。

「ほとんどがフォックス・トロットだった。それが始まりだ。（中略）上手く踊れたので満足していたね」（ブルース・キング・インタビューより）

● 高校生になるとジルバを踊るためにダウン・タウンのウィミンズ・シティ・クラブに通い始める。

「金曜と土曜の夜、それに日曜のマチネー・ダンス。その3つ全てに通ったものだ」（ブルース・キング・インタビューより）

1940年〜　● フレッド・アステアやジンジャー・ロジャースの映画に出てくるようなダンスに憧れる。

「（自身の習っていたタップ・ダンスについて）その騒がしいものは、美しく動き回るものとはかなり違っていた。私たちはただ両足を床にバンバン踏みつけていただけで、自分にとってあまり素晴らしいとは思えなかった」（ブルース・キング・インタビューより）

● 様々なタイプのダンスを見ながら自分のやりたいダンスを探し始める。

「年を重ねながらモダン・ダンスについてより深く学ぶうちに、モダン・ダンスに私が傾倒していった理由の一部はこういうことではなかったかと感じるようになった。イサドラ（ダンカン）[※1]や（ルース）セント・デニス[※2]、それ以降のモダン・ダンサーというのはダンスをせずにはいられなかった人々で、彼らにとって使えるフォームがなかったか、あっても満足できなかったかで自分自身のフォームをつくったのだ。私自身も、偉大なパイオニアたちのような方法ではないにしろ、そういう段階を経てきた。ダンスとは何かについて思うところはあったし、自分にとって利用できるものがそこにはなかったと感じていたが、だからといって私は立ち止まらなかったよ。進み続けた」（ブルー

ス・キング・インタビューより）

1941〜1950年

高校でドラマのクラスをとったことから演劇にのめり込み、大学も演劇科を選ぶ。
奨学金を得てカリフォルニア大学バークレー校に入学。
演劇のためにストックトンのカレッジ・オブ・ザ・パシフィックへ。
再びダンスに戻り、ニューヨークへ行く。
様々なアルバイトをしながらレッスンを受け、ダンスに打ち込むが、
レッスン中に膝を傷め、カリフォルニアで手術を受ける。
ヘンリー・ストリート・プレイハウス・ダンス・カンパニーに入る。
母の病気を機に、卒業していなかった大学の学位とニューヨーク大学の修士をとる計画を立てる。

1941年頃	高校10年生（16歳くらい）、演劇のクラスをとる。「ガラスの動物園[※3]」の一場面を演じて、ユージン・オニール[※4]に興味を持つ。

「オークランド公立図書館にあったオニールの戯曲を全て読んだ。興味をひかれたのは、そうした戯曲が当時見ていた映画よりはるかにシリアスで、単なるエンターテイメントよりもずっと人生の問題に関係していたからだ」（ブルース・キング・インタビューより）

1942年	17歳で高校を卒業、カリフォルニア大学バークレー校に入学する。
1943年1月	良い演劇科があると聞き、ストックトンのカレッジ・オブ・ザ・パシフィックに行き、そこで2年半を過ごし、演劇にのめり込む。

「カレッジに通うようになって経済的に自立し始めた。母は35ドルくれたが、私は食堂でウエイターのアルバイトをした。（中略）（カレッジ内のシアターの）椅子を積み上げたり片付けたりする仕事をもらった。楽屋の掃除もしたね。そのシアターに出入りするうちに舞台管理のあらゆる側面を担うようになった。好きな仕事だったよ」
「私は演劇の他にアート（美術）にも興味があって一時は美術科長の手伝いもしていた。作品の展示を手伝ったんだ。これは素晴らしい経験だった。どこに何をおいて何を取り除くか、アイディアを学べたからね」（ブルース・キング・インタビューより）

• スタニスラフスキーの「マイ・ライフ・イン・アート」を読み感銘を受ける。

「演劇はアートであり、単なるビジネスではない。スタニスラフスキー

はアーティストとして自分を伸ばそうとした。それでこの理論を見出したんだ。そして彼は芸術的な作品や芸術的な俳優を生み出そうとした。このことが早い時期の私にとってのインスピレーションの一部であり、だから私はそういうものの一部でありたいと思うようになったんだ」

「（なぜこの時点でダンスから演劇に脱線したかについて）自分がやるべきと思うことの中で、演劇のほうが近づきやすかった。ダンサーになりたいと言ってもさほどリスクはなかったが、それでもものすごく簡単なことではなかったな。（中略）カレッジで演劇を勉強するのは、なんと言ったらいいかな、まあサーカスに入るよりもリスクを追わないことのように思えた。学位をもらえるし、カレッジの教授にもなれるしね。そういうことを母は私に望んだが、そうはならなかった。父は家が貧しかったせいで十分な教育を受けられなかった。そのせいで、私は教育を受けることになっていたし、カレッジに進むことを望まれていた。カリフォルニア大学バークレー校は当時成績優秀な生徒に門戸を開いていたから、私は高校で優秀な成績をとるように期待されたんだ。最終的にはそこを卒業することになったが、その前に私は演劇を学ぶためにストックトンに行ったんだ」（ブルース・キング・インタビューより）

- ストックトンの市民オーケストラと共演するダンス・パフォーマンスの出演者に選ばれるなどダンスとの関わりも保つ。シュトラウス・ワルツを踊る。初めてのバレエの経験となる。

- サンフランシスコ・バレエ・スクールでバレエのクラスを受ける。

  「小さな女の子たちに混ざってレッスンを受けたことがあった。女の子たちは私の胸くらいの身長なのに何でもできた……なのに私と来たら（笑い）。たとえ周りが女の子ばかりでも私はクラスを受けるのに躊躇はなかった。当時18歳だった」（ブルース・キング・インタビューより）

- ストックトンのシアターでダンスのパフォーマンスをみて感銘を受ける。特に影響を受けたのはクラッシックバレエのアリシア・マカロワとアントン・ドリン、キャサリン・ダンハムのカンパニーの演劇的なダンス、そしてスペイン人ダンサーのカルメン・アマヤのソロのプログラム。これらのプログラムをみて再びダンスに関心が向く。

  「この3つのこと（ダンスの公演を見たこと）によって私は自分が思っていたよりもダンスの世界は大きいことを知り、再びダンスに関心が向くようになった。ダンスは自分には手の届かない映画の中の出来事ではなく、素晴らしい芸術なのだと思えた」（ブルース・キング・インタビューより）

ブルース・キング年表

1945年	●	カリフォルニア大学バークレー校でのサマーセッションでディレクティングと芝居のコースを受講。この夏頃から演劇に魅力を感じなくなり、別の方向に目が向き始める。その後、知人の招きでインディアナ大学（インディアナ州ブルーミントン）へ行き、ラジオ部で仕事を得てラジオドラマやショーの選択やディレクションを任される。
1946年	●	21歳の時、知人からの勧めでニューヨークに行くことを決心。ダンサーを目指す。南カリフォルニアで6年生を教える仕事をしながら、あらゆるアルバイトをして資金を稼ぐ。
	●	ある劇の中で役を演じた際、自分のせいで全くうまくいかず、演者としての自分に初めて居心地の悪さを感じる。
1947年	●	アメリカン・アカデミー・オブ・ドラマティック・アーツ[※5]の小さな奨学金を得、ニューヨークへ行く。ブルックリン・ハイツに部屋を見つけ、ブルックリン・ストランドシアターの座席案内係、バルビゾン・スクールで外国人相手の英語教師、ボールルーム（ダンス）のスクールでのデモンストレーションなど、様々なアルバイトをしながらアカデミーに通う。
	●	サラ・ミルドレッド・シュトラウスの教えるムーブメント（20〜30年代初期のヴォードヴィル・シアター・ダンス）にとても興味を持つ。
	●	ニュー・ダンス・グループ[※6]でメアリー・アンソニー、イヴ・ジェントリー[※7]、アル・ブルックスらと研鑽を重ねる。バレエやグラハム・テクニック[※8]も学ぶ。ハンヤ・ホルム[※9]のスクールは身体的に健全で知的であり、アーティスティックであると感じる。
1948年	●	初めてキャサリン・リッツ[※10]のダンスを見る（バレエバラッド「スザンナ・アンド・エルダース」のスザンナ役）。
6月	●	サラ・ミルドレッドのクラスの振り付け中に膝の軟骨を傷める。膝の怪我をきっかけにサラ・ミルドレッドのクラスをやめる。
秋	●	ハンヤ・ホルムのスクールの秋学期に登録し、主にアーウィン・ニコライ[※11]とオリバー・コストックのクラスを受ける。
	●	ブロードウェイのオーディションを受けてマイケル・キッド・ショーのアシスタント・コリオグラファーに気に入られるが、ブロードウェイ・シアターでリハーサル中に膝の痛みで階段を4段下りることができずに、その仕事を失うという経験をする（後にインタビューで「忘れられないほど衝撃的な教訓だった」と話している）。
		「あてにできなければ、使ってもらえないんだよ」（ブルース・キング・イ

	ンタビューより）
冬	カリフォルニアで膝の手術を受ける。
1949年1月	膝の手術の予後が悪く、酷い消化不良を起こし嘔吐が止まらず、体重をかなり落とし鬱状態に陥る。

「必死になってクラスに通い始めたが、それは早急すぎて回復を送らせることになった」（ブルース・キング・インタビューより）

夏	演劇を教える仕事をする。この頃から脚の具合が良くなり、サンフランシスコでバレエ（アン・ハルプリン、ウェランド・ラスロップ）のクラスを受ける。ニューヨークに戻り、再びバレエを踊り始める。
	アーウィン・ニコライからの奨学金を得て彼のヘンリー・ストリート・プレイハウス・ダンス・カンパニー[※12]に入る。1954年まで続ける。

「再びアメリカン・アートに関わることができて、わくわくしたよ。（中略）私はダンスを創りたいだけだった。そして全てが自分が踊り始めて以来、社交ダンスを習い、タップダンスを経てモダン・ダンスへ至るクレージーロードにぴったり溶け合っていた。モダン・ダンスを発見したことによって全てが起こったんだ。（中略）初めて見たときバレエには興奮した。素晴らしいと感じたが、自分向きではないと思ったんだ。社会の一員であること、有権者であること、納税者であること、アメリカ人であることと、私がなりたいアーティスト像とはどこかで繋がっていなくてはならなかった。自分はラテン系であり、先祖は農夫か漁師だったことを考えると、貧しい人間がアートの世界に入っていく上で、この農夫というベースを必要としていたのではないかと思う。また、男としてアートの世界に関わっていく上で別の基礎も持たねばならなかった。それが私にとって永遠の問題だったし、何かを選択する時に影響した」（ブルース・キング・インタビューより）

	オフ・ブロードウェイの製作グループであるオン・ステージの手伝いや、子供のダンス・クラスを教えて生計を立てる（この頃子供を教えることが嫌いでないと自覚し、幼児の素晴らしい創造性に気づく）。

「どういうわけか、私は子供相手が苦ではなくて、他の人が嫌がる未就学児のクラスも教えたんだ。素晴らしかったよ！　非常に創造的だった。テクニックがない分、幼児というのは常に最も創造的なんだ」（ブルース・キング・インタビューより）

1949～1950年頃	母が病に倒れる。それをきっかけに卒業していなかったバークレーの学位を取り、ニューヨーク大学の修士を目指す計画をたてる。

「母は7年前にガンの手術を受けていたが転移していたようだ。（中略）今の経済状態では働けなくなった母を助けられない。そこで修士をとったあとカレッジで教える仕事を得られれば母を支えられると考えたんだ」（ブルース・キング・インタビューより）

※1 イサドラ・ダンカン（1877-1927）。アメリカの女性舞踊家。自由な表現によりそれまでのダンスを大きく変革させたモダン・ダンスの祖。

※2 ルース・セント・デニス（1879-1968）。アメリカの女性舞踊家。東洋的な振り付けで名声を得た。夫のテッド・ショーンと共に「デニ・ショーン舞踊学校」を設立した。

※3 「ガラスの動物園」。アメリカの劇作家テネシー・ウィリアムス（1911-1983）による戯曲。1945年シカゴで初演。

※4 ユージン・オニール（1888-1953）。アメリカの劇作家。「カーディフをさして東へ」で注目され、写実心理的、表現主義的な作品でアメリカ近代劇の確立に貢献した。1963年ノーベル文学賞を受賞。

※5 アメリカン・アカデミー・オブ・ドラマティック・アーツ（AADA）。アメリカ・ニューヨークに1884年に設立された演劇学校。

※6 ニュー・ダンス・グループ（NDG）（1932-2009）。ハンヤ・ホルム・スタジオの生徒だった女性ダンサーたちによって設立された。メンバーたちは自分にとって大切なことについて踊ること、ダンスの力を観客にわかるように創造することを規則として振り付けをしたいとの気持ちを持って始めた。その後、他のスタイルのテクニックを持つダンサー、振付師、教師を迎え入れ、発展する。オリジナル・メンバーと同じハンヤ・ホルムの元で学んだイブ・ジェントリー、メアリー・アンソニーの他、グラハム・カンパニーからソフィ・マスロウ、アンナ・ソコロウ、ハンフリー＝ウェイドマン・グループからビル・ベイルズやジョー・ギルフォードなどがいた。

※7 イブ・ジェントリー（1909-1994）。アメリカの女性舞踊家、振付師、ピラティス・エルダー。ニューヨークでマーサ・グラハム、ハンヤ・ホルムなどに学び、その後、自身の舞踊団イブ・ジェントリー・ダンサーズを設立。背中や腰の不調のため、ジョセフ・ピラティスのスタジオに通い始めた。1991年ニューメキシコ州サンタフェにインスティテュート・フォー・ザ・ピラティス・メソッドを他2名の教師と共に設立。

※8 グラハム・テクニック。アメリカ人女性舞踊家マーサ・グラハムが考案したモダン・ダンス（現在のコンテンポラリー・ダンス）のテクニック。

※9 ハンヤ・ホルム（1893-1992）。ドイツの女性舞踊家、振付師、舞踊教育者。ドイツ人女性舞踊家でドイツ表現主義舞踊「ノイエタンツ」創始者マリー・ウィグマンに師事し、ニューヨーク・ウィグマン・スクール設立の際、アメリカに渡る。後に同校はハンヤ・ホルム・スタジオとして知られる。

※10 キャサリン・リッツ（1912-1978）。アメリカの女性舞踊家。振付師。ダンス教師。マーサ・グラハム、ハンヤ・ホルムに師事。ハンフリー＝ウェイドマン・モダン・ダンス・カンパニーやアグネス・デ＝ミルのグループとともに踊った。ブロードウェイ・ミュージカル「オクラホマ」「カルーセル」にも出演。

※11 アーウィン・ニコライ（1912-1993）。アメリカの舞踊家、振付師、演出家。無声映画のピアニストを経て舞踊家に転じる。ハンヤ・ホルム、マーサ・グラハム、ドリス・ハンフリーらに師事。1948年、自身のヘンリー・ストリート・プレイハウス・ダンス・カンパニーを結成。アメリカ現代舞踊の一角を築いた。

※12 ヘンリー・ストリート・ダンス・カンパニー。アーウィン・ニコライが1948年に結成した舞踊団。

1951〜1960年

カリフォルニア大学バークレー校を卒業、ニューヨーク大学で修士号を取得。
アデルフィ大学チルドレンズ・シアター（後にアデルフィ大学チルドレンズ・センター・フォー・クリエイティブ・アーツとなる）で、子供にクリエイティブ・ダンスを教え始める。
また他の大学でも教鞭をとる。
ヘンリー・ストリート・プレイ・ハウスをやめて、自分の作品を創り始める。
ミュージカルを経験、ハンヤ・ホルムと集中的にワークし、キャサリン・リッツのクラスもとる。
マース・カニンガム[※13]とワークをし始めカンパニーに入る。
ネル・フィッシャー[※14]のミュージカルに出演。
様々な才能から学び、自らのスタイルを模索。
ダンス・フォー・チルドレンと銘打った子供向けプログラムが始まる。
デザイン・イン・スペースというプログラム始まる。
初のソロ・ツアーをモンタナ州で行う。

1951年1月	バークレー校の学士号を取得（演劇とスピーチで）、ニューヨーク大学入学。
夏	オールド・ダンス・プレイヤーズで教えていたキャサリン・リッツのクラスに参加。
	アデルフィ大学のチルドレンズ・シアター（後にアデルフィ大学チルドレンズ・センター・フォー・クリエイティブ・アーツとなる）で子供にクリエイティヴ・ダンスを教える仕事に就く。グレース・スタニストリートとともに子供向けのプログラムを研究。アデルフィ大学のアセンブリ・プログラムとなる。以降、1981年まで続ける。
	「創造的な指導、創造的なアート、子供のためのアートに向かって行くきっかけとなる興味深い出来事だった」（ブルース・キング・インタビューより）
1952年1月	ニューヨーク大学で修士号取得。
	アデルフィ大学（ニューヨーク州）のダンス部門のコンサルタントをしていたハンヤ・ホルムの依頼で同ダンス部門の大人のクラスを教え始める。1956年まで続ける。チャイルド・エデュケーション財団でも教え始める。同じく1956年まで続ける。
夏	オーディションでオハイオ州クリーブランドのケイン・パーク・シアターのミュージカル・コメディでコーラス・ダンシングの仕事を得る。ショー・ボートなど4つのショーに主要ダンサーとして出演し、振り付けのアシスタントをする。

ブルース・キング 年表

1953年夏	ケイン・パーク・シアターのショー、「カルーセル（回転木馬）」でカルーセル・ボーイのパートを踊り、バレエを振り付ける。他に「ブリガドーン」、「メリー・ウィドー」、「チョコレート・ソルジャー」にも出演。多くを学ぶ。
1954年1月	この頃、ヘンリー・ストリート・プレイハウス・ダンス・カンパニーを辞める。
1月31日	初めてのダンス・コンサートをヘンリー・ストリート・プレイハウスで行う。オリジナル作品「ア・ドア・スタンズ・オープン（開いたままのドア）」、「ラン・ラン・ラン（走る、走る、走る）」（後に「ジンジャー・ブレッド・マン」と改名されたと思われる）を発表する。ロビン・グレゴリー、トム・リビンク、エセル・ウィンターらと共に。
	「ダンス・ニュース」3月号と「ダンス・オブザーバー」3月号に、1月31日に行われたロビン・グレゴリー、ブルース・キング、トム・リビンク、エセル・ウィンターらのパフォーマンスの評が掲載される。ブルースはダンサーとしては評価されるが振り付けはまだ未完成と評される。

> 「（最初の自分の作品の）レビューはひどかった（笑）。（中略）ニック（アーウィン・ニコライ）とのワークで抽象的な何かという考えが私にあった。形や色を操作する抽象物だ。（中略）自分の受けてきたトレーニングから思うのだが、ダンスとは基本的に抽象的なものだ。ケイティ（キャサリン・リッツ）も本質的に抽象だと考えていたから、私のメンターは抽象主義者たちだ」（ブルース・キング・インタビューより）

	ブルックリン・ハイツのキャサリン・リッツのスタジオでコンポジションのクラスを取る。
夏	コロラドでハンヤ・ホルムの教えるクラスを取り、集中的にワークする。
9月	かねてからワークしたいと思っていたマース・カニンガムのスタジオへ行き、クラスを取り始める。
1955年3月26日	アデルフィ・カレッジで初めての子供たちとのダンス・デモンストレーションを行う。
夏	マースに誘われてジェイコブズ・ピロー[※15]の公演で初めて彼のカンパニーに加わる。「バンジョー」、「セプテット」に出演。1958年まで所属。
12月1日	マース・カニンガム・アンド・ダンス・カンパニーの公演（ワシントン大学ミーニィ・ホール）に参加。「セプテット」、「バンジョー」に出演。
1956年春	ニューヨーク州ロング・アイランドのアデルフィ・カレッジ・チルドレン

RULE OF THE **BONES**

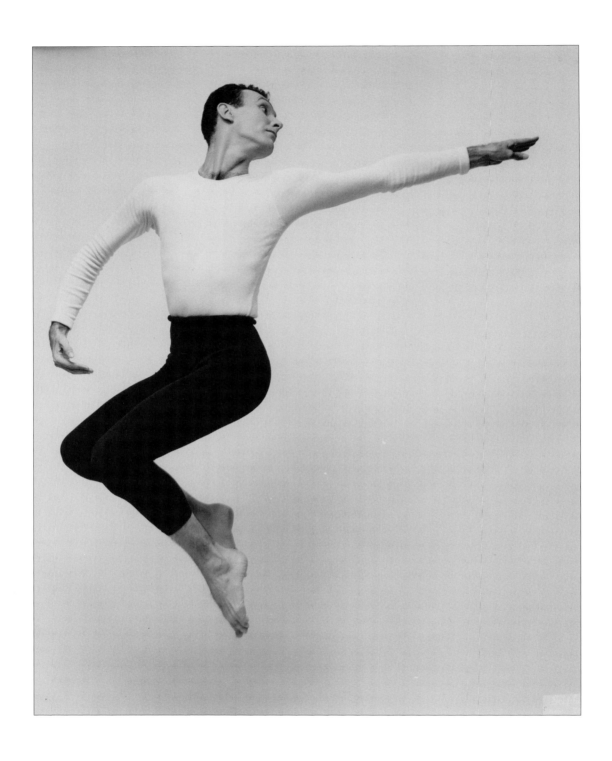

ブルース・キングによる「フィギュアズ・コウト」(1957年／写真 W. H. Stephan)

	ズ・シアターで子供のクラスのデモンストレーションを行う。
夏	マース・カニンガム・アンド・ダンス・カンパニーの 2 度目のジェイコブズ・ピローの公演に参加。このとき初演の「ノクターン」に出演。
秋	マース・カニンガム・アンド・ダンス・カンパニーの西海岸ツアーに参加（ロサンゼルス、サンディエゴ、パサデナ、カリフォルニア大学、サンタバーバラ、サンフランシスコ、ポートランドなど）。
11 月 9 〜 10 日	プリンシピア大学のコンサート・アンド・レクチャー・コースのマース・カニンガム・アンド・ダンス・カンパニーの公演に出演（ミズーリ州セントルイスとイリノイ州エルサ）、「バンジョー」に出演。
	この年、ニュージャージー州イーストオレンジの保健体育専門単科大学（1958 年にモントクレア州立大学に吸収される）パンツアー・カレッジ・オブ・フィジカル・エデュケーション・アンド・ハイジンで教え始める（1958 年まで）。
	アデルフィ・カレッジ・チルドレンズ・シアターがルース・セント・デニス・デイを設定。同カレッジにおいて 2 年間（1938 〜 1939 年）教えた経験を持ち、その間チルドレンズ・シアターでも、どの子供のなかにも創造的なアーティストがいるということを証明するために奮闘したルース・セント・デニスを讃えるため、年に一度催しを行うこととした。その後 1959 年にルースはアデルフィ・カレッジ・チルドレンズ・センターに戻ることとなる。
1957 年 2 月 2 日	Y ダンス・センターのコンテンポラリー・ダンス・プロダクションズで、自身の振り付けたトリオ作品「パレード」（後に「マーチ」と改名されたと思われる）とデュエット作品「フィギュアズ・コウト（留まった形）」を初演。他のダンサーらと共に踊る（カウフマン・コンサート・ホール／ YM － YWHA。ニューヨーク市）。
	「ダンス・ニュース」3 月号と「ダンス・オブザーバー」3 月号に、2 月 2 日のパフォーマンスの評が掲載される。
	「2 作ともアイデアとしては興味深いが振付けとしては失敗」（ダンス・ニュース）
「テーマの発展ということにとらわれすぎていて、明確なコンセプトと独創的なムーブメントに欠ける。芸術的な成果に乏しい」（ダンス・オブザーバー）
5 月 11 日	ニューヨーク州ロング・アイランドのアデルフィ・カレッジ・チルドレンズ・シアターの主催のルース・セント・デニス・デーの催しに参加。

RULE OF THE **BONES**

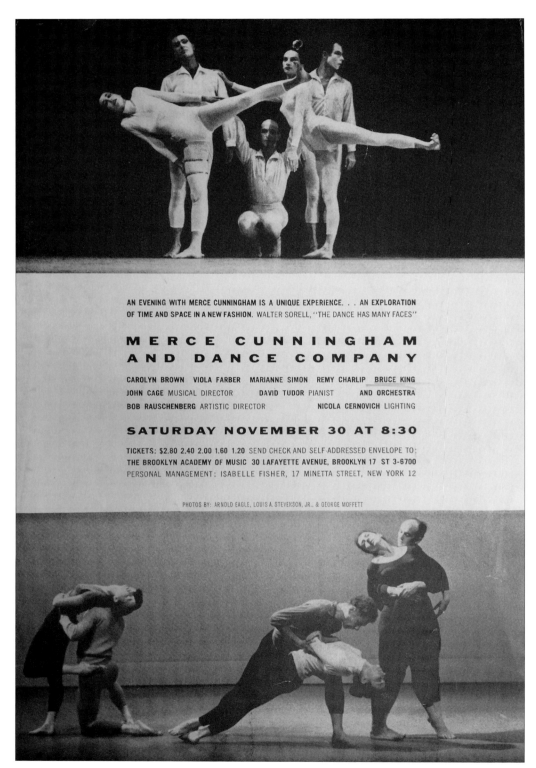

1957年11月30日、マース・カニンガム・アンド・ダンスカンパニーの公演ちらし。写真上、後列左がブルース・キング

夏	●	ネル・フィッシャーの招きで彼女が振り付けたミュージカル、「オクラホマ」でカーリーのダンスでソロを踊る（ペンシルベニア州ブランディ・ワイン・ミュージック・ボックス・ミュージカル・シアター）。
11月30日	●	マース・カニンガム・アンド・ダンス・カンパニーの公演に出演（ブルックリン・アカデミー・オブ・ミュージック）、「ラビリンシアン・ダンス（迷宮のダンス）」、「ピクニック・ポルカ：バンジョー、ノクターン」を踊る。
1958年 1月	●	ニューヨーク州レヴィットタウンの公立学校レクリエーション部がスポンサーとなり始まった、ダンス・フォー・チルドレンの最初のパフォーマンスが好評。
	●	ソロ作品「ワルツ・フォー・ファン（楽しむためのワルツ）」、ニューヨーク州レヴィットタウンで初演。後にアデルフィ・カレッジ・チルドレンズ・センター、ウェスト・ハートフォード公立学校などで数多くのパフォーマンスを行うことになる。
	●	ソロ作品「カウボーイズ・ラメント（カウボーイの嘆き）」と、ソロ・ダンスに観客が音楽に参加する「バード・ダンス（鳥の踊り）」をアデルフィ大学で初演。
2月11日	●	カリフォルニア州ノース・カリフォルニア・カレッジでマース・カニンガム・アンド・ダンス・カンパニーの公演に出演。
5月24日	●	ニューヨーク州ロング・アイランドのアデルフィ・カレッジ・チルドレンズ・センター・フォー・クリエイティブ・アーツ主催のルース・セント・デニス・デーに参加。
夏	●	オーディションを受けてロッド・アレクサンダー振り付けのショー、「ハッピー・ハンティング」（ジプシー・ローズ・リー・カンパニー）に出演（ペンシルバニア州バレーフォージ、ニュージャージー州キャムデン、ニューヨーク州ウエストバリーなどで公演）。
	●	ニュージャージー州のモントクレア州立大学パンツァー・スクールでファカルティとして教え始める（1961年まで）。
	●	レクチャーとデモンストレーションで構成される「デザイン・イン・スペース」の最初のパフォーマンスを行う。「身体でデザインを創り、空間にデザインを生み出す」（ニュージャージー州パンツァー・カレッジで。男の子にもモダン・ダンスというものを紹介するのが目的）。
1959年	●	ソロ作品「ランニング・フィギュア（動いている形）」をニュージャージー州のパンツァー・カレッジで初演。

	「ダンス・ニュース」2月号に、1月6日にニュージャージー州のモントクレア州立大学で行われたブルース・キングよるコンテンポラリー・ダンスのレクチャー・デモンストレーションと、1月30日にコネチカット州ウエスト・ハートフォードで行われた子供向けのダンス・コンサートを行ったことが掲載される。
夏	オーディションを受けリル・アブナーの仕事を得る。アベイラブル・ジョーンズのパートで出演。ツアーに出る。
12月19日	ニューヨーク州ロング・アイランドのアデルフィ・カレッジ・チルドレンズ・センター・フォー・クリエイティブ・アーツ主催のルース・セント・デニス・デーに参加。「バード・ダンス」、「ランニング・フィギュア」、「トライアド」の3作品を披露。
1960年春	アデルフィ・チルドレンズ・センターで男の子のクラスを教え始める。
6月3〜10日・12日	カリフォルニア大学ロサンゼルス校を始めカリフォルニア州のロサンゼルス・エリアでパフォーマンスを行う。
	「ダンス・マガジン」7月号「イン・ザ・ニュース」でブルース・キングの7月から8月のモンタナ・ツアーの情報が掲載される（下記に概要）。
	「ブルース・キング・ツアーが今月と来月、モンタナ州普及課の後援の下、行われる。レクチャー・デモンストレーションとダンス・フォー・チルドレンを含む彼のソロ・コンサートはモンタナ州各地のカレッジとコミュニティ・センターの提供で行われる。生徒や教師はテクニックと創造的なクラスの指導を体験的に学ぶ。国内のモダン・ダンスへの興味が急速に伸びていることの更なる証拠である」
7〜8月	初のソロ・ツアーをモンタナ州で行う。ソロ作品「ファイブ・ショート・ダンス（5つの短い踊り）」をモンタナ州立大学で初演。
7月11日	デザイン・イン・スペース（モンタナ州立カレッジ提供）、学生組合ビル、ボールルームにて（モンタナ州）。
7月25日	デザイン・イン・スペース（イースタン・モンタナ・カレッジ提供）、イースタン小学校多目的ルームにて（モンタナ州）。
8月1日	デザイン・イン・スペース（ノーザン・モンタナ・カレッジ、モンタナ州）。
12月17日	ニューヨーク州ロング・アイランドのアデルフィ・カレッジ・チルドレンズ・センター・フォー・クリエイティブ・アーツ主催のルース・セント・デニス・デーのプログラムに参加。

「50年代は他の人の踊りを研究した。私にとってのモダン・ダンスの時代だった。その時期で重要な人物と言えばアーウィン・ニコライ、マーサ・グラハム、ハンヤ・ホルム、マース・カニンガム、ネル・フィッシャー、そしてキャサリン・リッツだ。（中略）面白いのはモダン・ダンス界に大きな変化をもたらしたのは私が50年代に一緒にワークした人々であり、アーウィン・ニコライ、マース・カニンガム、キャサリン・リッツなんだ。この3人はハンフリー＝ウェイドマン[16]、マーサ・グラハム[17]、ハンヤ・ホルムの伝統から外に出て大きな変化を起こした人という点で等しく重要だ。私は幸運にもこの3人の50年代の大物アーティストたちと関わることができた」

「ニック（アーウィン・ニコライ）やマースとワークしたからと言って弟子になろうとは少しも思わなかった。芸術的な経験をし、作品に参加して学んでいただけだ。いつか自分自身の作品をやろうと思っていた。だがメジャーな振付家になろうというわけじゃない。ただ、人の作品ではなく自分の作品をやりたかった」（ブルース・キング・インタビューより）

※13 マース・カニンガム（1919–2009）。アメリカの舞踊家、振付師。マーサ・グラハムの舞踊団を経て自身の舞踊団を結成。音楽家で作曲家のジョン・ケージら様々なアーティストとともにコンテンポラリー・ダンスの作品を多数発表した。

※14 ネル・フィッシャー（1920–1994）。アメリカのダンサー、振付師、ディレクター、女優。マーサ・グラハムによって見出され、ラジオシティやブロードウェイのショー出演、振り付けで活躍した。テレビ番組の振り付けでも注目を集めた。

※15 ジェイコブズ・ピロー。現在はジェイコブズ・ピロー・ダンス・フェスティバルと呼ばれる。1931年テッド・ショーンがマサチューセッツ州のベケットの丘の上に家を買い、妻のルース・セント・デニスと共に夏の間ダンスの創作やワークショップなどを行った。マーサ・グラハムやチャールズ・ウェイドマン、ドリス・ハンフリーなど多くの舞踊家たちが参加した。

※16 ハンフリー＝ウェイドマン、ドリス・ハンフリーとチャールズ・ウェイドマンは1920～30年初期にアメリカでマーサ・グラハムらと並び、モダン・ダンスの基礎となる技術や形式構造を生み出した舞踊家の中の2人。2人で舞踊団を設立したことからこのように呼ばれる。

※17 マーサ・グラハム（1894–1991）。アメリカの女性舞踊家、振付師。ルース・セント・デニスのダンスを見てダンスを志す。デニ＝ショーン舞踊学校で学び、後にマーサ・グラハム・ダンス・カンパニーを設立。作品はマース・カニンガム、ポール・テイラー、トワイラ・サープなど多くの振付師やダンサーに影響を与えた。

RULE OF THE **BONES**

1961〜1970年

モンタナで2回目のソロ・ツアーを行う。
ブロード・ウェイ・ジャズ・バレエの西ドイツ・ツアーに参加しテレビ番組を収録。
ダンスのクラスで使うための音楽のオーディオ・ソフトやマニュアル本を作成。
アーティスト・イン・レジデンスとして大学で教えコンサートを開く。
「クリエイティブ・ダンス：エクスペリエンス・フォー・ラーニング」を出版。
学校での仕事を続けるなか、自分のダンス作品を次々に創る。

1961年	この年「チルドレンズ・スイート」をカウフマン・コンサート・ホールで初演。「セミナー1961 ダンスの夕べ（イブニング・オブ・ダンス）」にゲストアーティストとして参加。デトロイトでミュージカル・コメディ「キャディラック・インダストリアル」の振り付けをする。
5月6日	ニューヨーク州ロング・アイランドのアデルフィ・カレッジ、リトルシアター（小劇場）で同カレッジ・チルドレンズ・センターの男子クラスのデモンストレーションを行う。
夏	モンタナ州ボーズマンで5週間に及ぶソロツアーを行う。
8月	アメリカン・エデュケーショナル・シアター・アソシエーション（AETA）のコンベンションでアデルフィ・チルドレンズ・センターの活動を「チルドレン・クリエイト・ア・ダンス」として発表する。
8月22日	コロラド州スティームボート・スプリングスにおけるペリー・マンスフィールド・パフォーミング・アーツ・スクール・キャンプで子供のクリエイティブ・ダンスのマスター・クラスとデモンストレーションを行う。
秋	ブロードウェイ・ジャズ・バレエの西ドイツ（当時）ツアーに参加。振り付けはアメリカ人、ウィリアム・ミル。ミュンヘンでテレビ映画撮影に参加。パリで「アメリカン・モダン・ダンス」のマスターレッスン指導をし、スタジオ・リサイタルを催す。
11月	スタジオ・コンサートをパリで行う。

> 「ブロードウェイ・ジャズ・バレエを引っさげてドイツへ行ったんだ。振付師はアメリカ人のウィリアム・ミルだった。（中略）ドイツに行ってテレビ番組をとった。（中略）収録はバイエルン映画祭の会場で行った。大きな飛行機がつられているような形の会場で、ステージはモイセーエフ・バレエ団のためにつくられたものだった。
> それからノイシュタットに行き、そこでは興行主が映画館を持っていて、ドイツでは映画上映が夜の7時のみだったから、一日中寒い

	映画館でリハーサルをしたな。（中略）私はほとんどの作品にでていたんだ。バレリーナのカリン・フォン・アロルディンゲンと私のために創られたアダムとイブをテーマにした作品もあって、彼女を西ドイツ中連れ回したよ」（ブルース・キング・インタビューより）
12月16日	ニューヨーク市ロング・アイランド・ガーデンシティのアデルフィ・カレッジ小劇場における同カレッジ・チルドレンズ・センターのルース・セント・デニス・デイに参加。自身の振り付けたデュエット作品「チルドレンズ・スイート（子供の組曲）」にベッティナ・ディアボーンらと出演。
1962年	1961年に振り付けをしたミュージカル・コメディ、「キャディラック・インダストリアル」をデトロイトで初演。
3月	「ダンス・マガジン」3月号のコラム、ミーティン・ザ・ニード（ウイリアム・コモ執筆）の中で7月1日から8週間の'RAMBLENY'と呼ばれる子供や若者向けのキャンプで、ダンス部門の教師の一人としてブルース・キングが教えることに触れられている。マース・カニンガムのカンパニー・メンバーであったこと、アデルフィー・カレッジのチルドレンズ・センターのスタッフ・メンバーであることなど、申し分のないバックグラウンドであると評価される。
3月13日	アイオワ州立大学（アイオワ州エイムズ）でデザイン・イン・スペース開催。
4月28日	アデルフィ・チルドレンズ・センターで男の子のクラスのデモンストレーションを行う。
5月12日	ダンス教師組合マンハッタン支部提供のプログラム・オブ・ダンサーズに自作「チルドレンズ・スイート」でベッティナ・ディアボーンと出演。
6月14日	モンタナ州のノーザン・モンタナ・カレッジにおけるコンボケーション・プログラムで「芸術表現そしてコミュニケーションとしてのダンス」というデモンストレーション・ワークショップを行う。
9月1〜2日	ザ・サザン・バーモント・アート・センター（マンチェスター州・バーモント）におけるスベトロワ・バレエ・カンパニーの公演にゲスト出演。「チルドレンズ・スイート」をベッティナ・ディアボーンと踊る（ザ・サザン・バーモント・アート・フェスティバル）。
10月21日	ニューヨーク市のドッジ・ホールでのダンス教師組合のコンベンションでアデルフィ大学チルドレンズ・センター男子クラスの生徒たちとデモンストレーションを行う。

RULE OF THE **BONES**

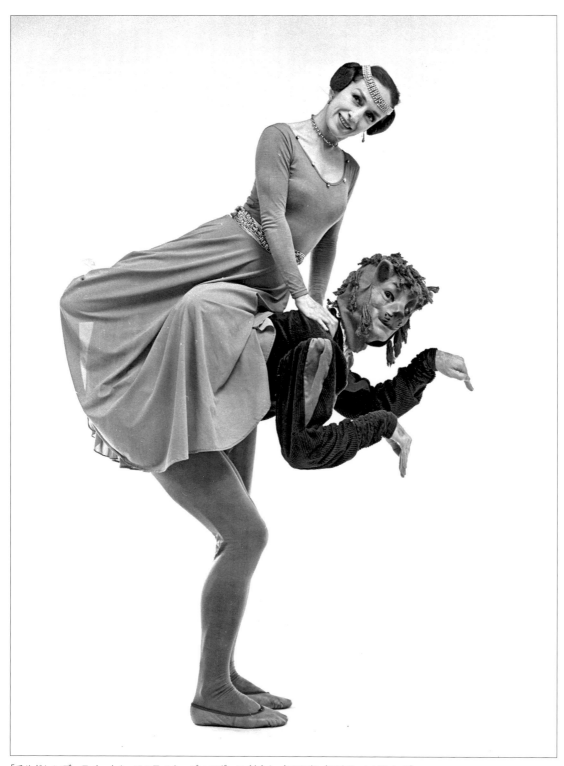

「チルドレンズ・スイート」。ベッティナ・ディアボーン (左) と (1961年／写真 Jack Mitchell)

12月14日	ニューヨーク市のジャドソン・ホールにおいてネル・フィッシャーとブルース・キング、そのアシスティング・ダンサーたちの公演に出演。「チルドレンズ・スイート」をディアボーンと。その他ソロ作品を踊る。
12月15日	ルース・セント・デニス・デイのプログラムで男子クラスのワークショップで教える。
1963年	コネチカット州ブリッジポートで「ストリート・ソング(街の歌)」(コンフェッティ・ダンス・カンパニーのために振り付けをした群舞)初演。
	ニュー・ダンス・グループ・スタジオで教え始める(1965年まで)。
	「ダンス・ミュージック・フォー・プレスクール・チルドレン(未就学児のためのダンス音楽)」をS&Rレコードより発売。
2月	「ダンス・マガジン」2月号に1962年12月14日のジャドソン・ホールの公演の評が掲載される。
4月	「ダンス・マガジン」4月号の「スクール・アラウンド・ザ・カントリー」の中で、5月31日パサデナ・アート・ミュージアムで行われる予定のクリエイティブ・ダンス・フォー・チルドレンのデモンストレーションの告知が載る。
春	ロサンゼルスのカリフォルニア大学でアーティスト・イン・レジデンスとして教える。カリフォルニア州ロサンゼルスのカリフォルニア大学でソロ作品「テーマ:デザート(砂漠)、スカイ(空)、シティ(街)」を初演。

> 「アーティスト・イン・レジデンスに任命され始めた。カリフォルニア大学ロサンゼルス校やオレゴン大学などでね。国中のいろいろな人々と出会うことができて面白い経験だった。だが結局私はニューヨークの拠点を失いたくなかった。1965年にベネット・カレッジでダンスのビジティング・アーティストのポジションを得てようやく落ち着いた。彼らからの依頼で自分のレパートリーに加える作品を創り、毎春学生たちのための作品を創った」
>
> 「当時自分のソロコンサートの予約を持っていたから、(大学で)つくるのは自分で踊る作品だ。ツアーとは呼んでいなかったが、1週間とか週末だけよそへ行っていた。毎シーズン(案内を)郵送するとたくさんの反響があって、おかげでパフォーマンスをして稼いだお金で経費を払うことができた。この頃は自分の人生にとってとても重要だった」
>
> 「1960年から65年までは自分の個性、アーティストとしての個性を強く意識できた。65年に私は自分のレパートリーを研ぎすませる方法が分かり始めた。65年以降は自分のコリオグラフィが他の誰かの

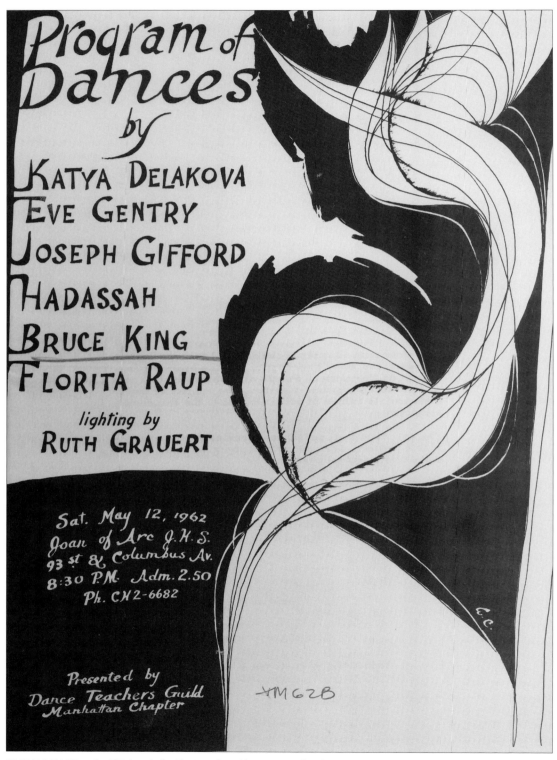

1962年5月12日のプログラム・オブ・ダンサーズの公演ちらし。イブ・ジェントリーの名もある

	作品や自分の過去の作品、あるいは新しい作品に似ているのではないかと心配しなくなった。前を向き続けられたんだ」（ブルース・キング・インタビューより）
8月5日	ニューヨーク市のコロンビア大学ティーチャーズ・カレッジのデモンストレーション・オブ・ザ・モダン・ダンス・クラスで指導する（ホーレイス・マン講堂）。
12月14日	ニューヨーク州ロング・アイランドのアデルフィ大学チルドレンズ・センター・フォー・クリエイティブ・アーツのルース・セント・デニス・デイで自身のソロ作品「デザート」を踊る。
1964年	ハイスクール・オブ・パフォーミング・アーツで教え始める（1965年まで）。
	SEE-DO PRODUCTION 提供の「プログレッション・フォー・ビギニング・モダン・ダンス・テクニック」を作成。
1月30日	ニュージャージー州オラデルのオラデル・パブリック・スクールでブルース・キング・ダンス・フォー・チルドレンのパフォーマンスを行う。
3月6〜7日	ジャドソン・メモリアル・チャーチにおけるキャサリン・リッツと仲間たちの公演、「コンティニュアム（連続）」にダンサーとして参加。
4月19日	カウフマン・コンサート・ホールにおけるニュー・ダンス・グループ・スタジオによるソフィ・マスロー・ダンス・カンパニーの公演にダンサーとして参加。この時初演の「フロム・ザ・ブック・オブ・ルース（ルースの本より）」に出演。
6月	オレゴン大学でアーティスト・イン・レジデンス。
7月2日	オレゴン大学におけるサマー・アカデミー・オブ・コンテンポラリー・アーツ・アンド・サマー・セッションの会期末パフォーマンスで自作のソロ作品を披露。ソロ作品「クラウド（雲）」を初演。
7月20〜31日	アデルフィ・サフォーク・カレッジでワークショップを開催。
11月	「カトリック・シアター」（ナショナル・カトリック・シアター・カンファレンス発行の隔月紙）11月号のコラム「チルドレンズ・シアター」にアデルフィ大学チルドレンズ・センター・フォー・クリエイティブ・アーツで子供を指導するブルース・キングの記事とデザイン・イン・スペースについての記事が掲載される。
12月12日	アデルフィ大学チルドレンズ・センターにおける、ルース・セント・デニ

	ス・デイのプログラムにダンサーとして出演。
1965年4月9〜12日	アメリカン・アソシエーション・フォー・ヘルス、フィジカルエデュケーション・アンド・レクレーションの東部地区連合の第45回目のコンベンションで、男子のクリエイティブ・ダンスのクラスを教える。12日はアデルフィ大学チルドレンズ・センターの男子生徒達の内4人と一緒に「クリエイティブ・ダンス・フォー・ボーイズ」のデモンストレーションを行う。
7月6〜23日	ニューヨーク州ロング・アイランドのアデルフィ・サフォーク・カレッジで、子供と大人が一緒に学ぶサマー・ワークショップ、「クリエイティブ・アーツ・イン・アクション」のプログラムが始まり、その中でダンスのクラスを担当。より良い身体の使い方について理解できるように教える。
秋	ニューヨーク州ミルブルックのベネット・カレッジのダンス部門の客員アーティストとして教え始める（1969年まで）。同カレッジより8作品の振り付けを委任される。
9月	「ダンス・ニュース」9月号に、ベネット・カレッジの客員アーティスト就任の件が掲載される。
12月1日	ニューヨーク州ミルブルックのベネット・カレッジでソロ・ダンスのコンサートを開催。ソロ作品「ドリーム：フォーリング（落下）、コーリング（叫び）、マッド（怒り）、ロスト（迷って）、アドリフト（途方に暮れて）」を初演（後に「ゴースト」と改題）。
12月18日	アデルフィ大学チルドレンズ・センターのルース・セント・デニス・デイのプログラムで男子クラスのデモンストレーションと自身のソロ、「クラウド」を踊る。
1966年	「ミュージック・フォー・モダン・ダンス」をHOCTORレコードより発売。また「モダン・ダンス」（オーディオ・サウンド・カセット）をKIMBOレコードより、「メソッド・アンド・マテリアルス・フォー・モダン・ダンス：ティーチャーズ・マニュアル」をKimbo U.S.A.より発売。
	ベネット・カレッジで12人の群舞作品「ミラキュロス・ガーデン（不思議な庭）」を初演。オマハ大学でソロ作品「オーバーチュア（序曲）」を初演。
2月27日	ニューヨーク・ヘラルド・トリビューン紙（1924〜1966年ニューヨークで発行されていた日刊紙）で、アデルフィ大学チルドレンズ・センター・フォー・クリエイティブ・アーツでの活動内容が紹介される。
夏	インディアナ州マンシーのボール・ステイト大学でアーティスト・イン・レジデンスとして教える。

6月	ブリガムヤング大学（ユタ州）でアーティスト・イン・レジデンスとして教える。
12月17日	アデルフィ大学チルドレンズ・センターにおける、ルース・セント・デニス・デイのプログラムに参加。男子クラスのデモンストレーションを行う。
1967年	ニューヨーク市のニュー・スクールでパフォーマンスをする。
	ベネット・カレッジで9人の群舞「カタコンブ（地下墓地）」を初演。
	「オーメンズ・アンド・デパーチャー（兆しと出発）」をアイオワ州立大学で初演。
2月	テキサス州オースチンのテキサス大学演劇学部発行の「チルドレンズ・シアター・レビュー」Vol xvi, No.1 に、アデルフィ大学チルドレンズ・センターのブルース・キングらの活動内容が掲載される。
6月	アイオワ州アイオワ州立大学でアーティスト・イン・レジデンスとして教える。
7月	モンタナ州ボーズマンのモンタナ州立大学でアーティスト・イン・レジデンスとして教える（翌年も行う）。昼間は教え、パフォーマンスをしながら、夜は後に本となる草稿を書き始める。
12月16日	アデルフィ大学チルドレンズ・センターにおけるルース・セント・デニス・デイに参加。ダンス・デザインを指導。
	「ダンス・マガジン」12月号にコラム「ダンスを私たちの学校へ──問題に向き合うまでどのくらいかかるのか？」執筆（下記に概要）。

〈ダンスを私たちの学校へ──問題に向き合うまでどのくらいかかるのか？〉

　子供たちは動き、リズム、そして創造的な活動に反応する。ダンスの経験は子供たちの筋肉の協調運動を助け、姿勢を改善し、さらに彼らの読む力を促進する。「能率的に読むには調和したリズミカルな目の動きが必要とされる」からだそうだ。簡単なリズムを真似できない子供たちは読むことを学習するのに苦労するということを研究調査が証明している。初等教育には想像力と知性を伴う身体的かつリズミカルなトレーニングとしてのダンスが含まれるべきなのだ。アメリカの公立学校におけるそういった取り組みの必要性を満たす仕組みが長いこと待ち望まれている。身体的な緊張と筋肉の萎縮が子供の可動範囲を制限し、小学校を終えるまでに姿勢を損なうことがあまりにも多く、これらの身体的な問

題はしばしば想像力の発育を阻害したり、できる範囲で自分を個性的に積極的に表現する自信を喪失させたりする。クリエイティブ・ダンスの教師たちはこの問題を認識し、子供たちの身体面、感情面の両方を考慮にいれたカリキュラムの作成を試みている。

しかし、どんなに良くできたプログラムであっても、初等教育に導入するには、ダンスの分野の中でも様々な問題が複雑に絡み合い、簡単にはいかない。まず現状では子供にダンスを教える教師の認定資格設定の必要性が非常に高い。認定制度ができればダンス学部卒業生は公立学校での指導という新たな雇用の機会を得る。また公立学校での指導は街のダンス・スクールでのそれとは異なるため、大学のダンス部門には初等教育におけるダンス・スペシャリストになるためのコースの設定が必要である。

初等教育ではどんなダンスを教えるべきか。初等教育におけるダンスの練習は、プロ志向であるべきではない。様式化されたダンスの型（バレエ、大手の劇場用のモダン・スタイル、ジャズなど）は特にダンスに興味のない子供には適さず、大人の型を子供に経験させることで彼らの想像力を抑制し、身体を傷めることもある。また、アメリカには昔からダンスは女の子が習うものという社会通念があるが、クリエイティブ・ダンスを幼稚園から２年生まで教えたら、そういった先入観を持つ前に男子も参加できる。３年間ダンスを経験した子供たちは、高学年に進んでも関心を持ち続ける可能性が非常に高く、５年生と６年生でフォーク・ダンスやスクエア・ダンスに、中学校では社交ダンスに移行すると良い。クリエイティブ、フォーク、社交ダンスを経験した女子はそういった経験がない子と比べ、大学生になった時、より高いレベルのダンスの訓練の準備ができている。男子はこの年齢になった時、そういったダンスの経験がない子より、学業はもちろん競技スポーツの準備も十分に整っているのだ。

初等教育へのダンス導入は街のダンス・スクールやプロフェッショナル・ダンサー養成スクールの妨げになるか？　そうはならない。むしろ学校でダンスに触れることでより多くの子供たちがもっとダンスを習える場所を探すだろう。

また、ダンスは学校間の地域格差を埋めることにも役立つ。私がシカゴの３つの公立小学校でのプロジェクトに関わった時、子供たちは大多数が貧困地域の黒人であり、「文化的に恵まれていない」と説明された。だが、パフォーマンスに対する子供たちの反応は素晴らしかった。観客（子供たち）参加の部分では、過去７年間このコンサートで国中を回って私が出会ったどのグループよりも熱心だった。午後のレッスンはとても興味深く、子供たちは動くこと、ドラム、そして私の彼らへの興味が好きだった。彼らの心が動いたのは、ダンスの身体性は言語能力が劣っていても邪魔されないからだ。そういう子供たちは、この言語能力のハンディにいつも悩まされているようだ。それがたいていの学業を彼らにとってとても難しくし、挫折感を抱かせているのだ。

学級担任の教師を通じてダンスを公立の小学校に導入を助ける計画もある。モンタナ州立大学・教育学校では、州の小学校におけるクリエイティブ・アーツの必要性を認め、カリキュラムを豊富にする計画を作成し、連邦政府に提出した。そして芸術、音楽、ダンスを含むこの計画にタイトルＶの助成金を受けた。私の仕事は、初等教育のクリエイティ

> ブ・ダンスの小学校教師、卒業生そして在校生に対して公開された4週間半のコースを指揮し、また小学校の教師用マニュアルを製作することだった。その「クリエイティブ・ダンス：学習のための体験」はこのプロジェクトを通じて出版されモンタナ州の全ての小学校に提供される予定である。
> 　全ての州でさらに特別な努力が必要な時である。ダンスに携わる人々のうちどれだけの人が、ダンスは教育の中でずっと以前から認定制度のある音楽や視覚芸術などの分野から何十年も遅れていることに気づいているだろうか。アメリカの教育の中で、ダンスという芸術が他と同等の地位になれるかどうかは、ダンス界自体にかかっている。
> 　ダンスが教育を豊かにできるしっかりとした仕組みが必要だ。そうなれば、芸術の学校と教師のためのより包括的な認定を要請する時間が持てるだろう。
>
> （ダンスマガジン1967年12月号）

1968年	モンタナで書いた本、「クリエイティブ・ダンス：エクスペリエンス・フォー・ラーニング（創造的ダンス──学習のための経験）」をニューヨークで出版。後にモンタナ州立大学から出版。
	この年ルース・セント・デニスが亡くなる。
	コレオコンサーツ提供によりニューヨーク市のセント・ルークス・チャペルでダンス・コンサートを開催。ベネット・カレッジの学部長エミリー・ワダムスと共にデュエット作品「ウォーク・イン・スプレンダー（輝きの中を行く）」を初演。
2月23日	ニューヨーク州ロング・アイランドのアデルフィ大学チルドレンズ・センター30周年記念の夕食会でスピーチをする。
6月25日	インディアナ州マンシーのボール・ステイト大学のサマー・アート・フェスティバルでブルース・キング・コンサートを開く。
夏	ボール・ステイト大学でアーティスト・イン・レジデンスとして教える。
7月	モンタナ州立大学で前年と同様、アーティスト・イン・レジデンスとしてクラスを教え、パフォーマンスをし、夜は本の原稿を書く。
8月8日	モンタナ州ボーズマンのモンタナ大学スチューデント・ユニオン・シアターにおいてソロ・ダンスのコンサートを行う。
12月14日	アデルフィ大学のチルドレンズ・センターにおけるルース・セント・デニス・デイのプログラムで、エミリー・ワダムスと「ウォーク・イン・スプレンダー」を踊る。

RULE OF THE **BONES**

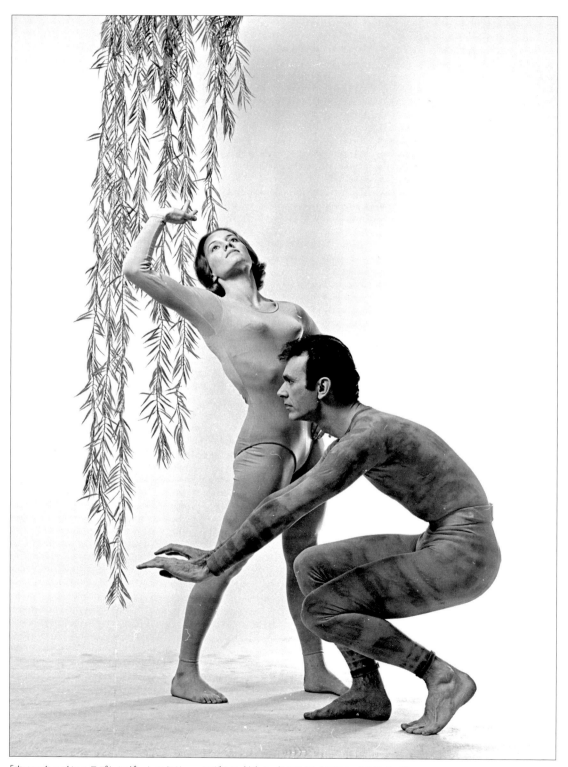

「ウォーク・イン・スプレンダー」エミリー・ワダムス（左）と（1972年／写真 Jack Mitchell）

ブルース・キング年表

	「18年間子供を教え、クリエイティブ・アートを教えた経験をもとに本を書いて出版するというのは非常に勉強になる経験だった」（ブルース・キング・インタビューより）
1969年	ニューヨーク州ブルックリンのパッカー・カレッジエイト・インスティテュートで教え始める。
	ベネット・カレッジでダンサー6人で踊る「オータム（秋）」を初演。
3月31〜4月1日	ニューヨーク市のキュビキュロ・シアターでエミリー・ワダムスと共にブルース・キング・ダンス・コンサートを開催。
4月1日	「ニューヨーク・タイムズ」に3月31日のキュビキュロ・シアターでのブルース・キング・ダンス・コンサートの評が掲載される。ダンサーとしては認められているが作品に対してはあまり評価をされてない。「ダンス・マガジン」と「ダンス・ニュース」5月号にもこのダンス・コンサートの評が掲載される。
6月10日	ニューヨーク大学のサマー・ダンス・コンサートでブルース・キング・ダンス・コンサートを開催。エミリー・ワダムスと共にデュエット作品「エコーズ（こだま）」を初演。
夏	インディアナ州マンシーのボール・ステイト大学でアーティスト・イン・レジデンスとして教える。
6月12日〜7月16日	ボール・ステイト大学でサマー・プログラム・オブ・ダンスにおいてモダン・ダンス・テクニックと子供のためのダンスを教える。
6月23日	ワシントン州ベリンガムのウエスタン・ワシントン・ステイト・カレッジのアート・アンド・レクチャー・シリーズでソロ・ダンスのコンサートを行う。
6月24日	ボール・ステイト大学サマー・アート・フェスティバルでソロ・ダンスのコンサートを開く。
12月13日	アデルフィ大学のチルドレンズ・センターにおけるルース・セント・デニス・デイに参加。ボーイズ・ダンスを指導。
1970年	アデルフィ大学チルドレンズ・センターのコリオグラフィック委員会に参加。
4月10〜11日	ニューヨーク州のアデルフィ大学チルドレンズ・センターが同大学の教育学部と協力して行った「ダイアローグ・フォー・ティーチャーズ（教師の

		ための会話)」という催しの中で「スルー・ダンス・ホールネス・オブ・レスポンス(ダンスによる包括的反応)」というワークショップを行う。
5月9日	●	アデルフィ大学チルドレンズ・センターの新校長就任を祝う会のパフォーマンスの指揮をとり、ボーイズ・クラスの生徒と共に出演。
夏	●	ボール・ステイト大学でアーティスト・イン・レジデンスとして教える。
7月8日	●	ボール・ステイト大学のサマー・アーツ・フェスティバルでリンダ・デイヴィスとコンサートを開く。デュエット作品「パラブル(寓話)」を初演。
夏	●	ニューヨーク大学ダンス教育プログラムの准教授とアーティスト・イン・レジデンスに任命される。
8月28日	●	ニューヨーク・ポスト紙に、ブルース・キングがニューヨーク大学のダンス教育プログラムの教授とアーティスト・イン・レジデンスに任命されたことが掲載される。
	●	「ダンス・ニュース」9月号に准教授とアーティスト・イン・レジデンスに任命された記事が載る。
10月8日	●	ニューヨーク大学のクリエイティブ・アート部門による非公式のダンス・プログラムの監督をニューヨーク大学ダンス部門の責任者パトリシア・ロウと共に務める。
10月21日	●	メリーランド州フッド・カレッジでソロ・ダンスのコンサートを開催。
12月19日	●	アデルフィ大学チルドレンズ・センターにおけるルース・セント・デニス・デイに参加。「ゴースト」、「パラブル」を踊る。

1971〜1980年

「ダンス・マガジン」のコラムや書評の執筆が増える。
ニューヨーク大学を辞める。
ブルース・キング・ダンス・カンパニーをまとめる。
ナショナル・エンドウメント・ツアーリング・カンパニーの仕事で、
大学やその地域の学校でレクチャー、デモンストレーションを行う。

1971年	●	ソロ作品「ロンド・トゥワード・デス(死への輪舞曲)」をニューヨーク大学で初演。

	デュエット作品「アフター・ゲルニカ（ゲルニカ後）」をジョージア州アトランタで初演。
1月29日	ペンシルバニア州立大学の、ザ・カレッジ・オブ・ジ・アーツ・アンド・アーキテクチャーと、ザ・カレッジ・オブ・ヘルス、フィジカル・エデュケーション・アンド・レクレーションの招きでソロ・ダンスのコンサート行う。
	「ダンス・マガジン」6月号にコラム「認定制度：教育における必要性」を執筆（下記に概要）。同誌7月号に『ニュー・ダンス：アプローチズ・トゥ・ノンリテラル・コリオグラフィ（自由な振り付けへの取り組み）』（マージェリー・J・ターナー著）の書評執筆。

〈認定制度：教育における必要性〉

　1967年の「ダンスを私たちの学校へ——問題に向き合うまでどのくらいかかるのか？」というタイトルの記事における、教育の分野においてダンスの地位を確立すべきだとの主張は今も変わらず、その中心となる部分がダンスに関する認定制度の必要性であり、認定制度の必要性を以下の3つの役割に対して提案している。
1　初等教育でダンスを指導するダンス・スペシャリスト
2　地域の初等教育におけるダンス・プログラムを運営し、学級担任教師がダンスのカリキュラムを行う手助けをするダンス・スーパーバイザー
3　中等教育におけるモダン・ダンス、フォーク・ダンス、そして社交ダンスをハイスクール制度の中で指導するダンス・スペシャリスト

　そして、前回の記事に対する著しい反応を受けて行ったその後の追跡調査により集めた資料の内容から、4年生のコースを設立すると同時に認定資格の条件を設定する必要があるとし、マジソンのウィスコンシン大学やカリフォルニア大学における州の認定制度を獲得した例を挙げつつも、現時点では各大学の努力によってなしとげられており、それぞれの州によるものではないことを指摘している。

　また、いくつかの州における認定制度の設定を先送りにする傾向を指摘、危惧し、「この流動的な世の中で、もしダンスが公教育の中の学科として、また不可欠な要素として確立されなければ、ダンスのプログラムは特別科目の領域に追いやられるかも知れない」と訴えている。

（「ダンス・マガジン」1971年6月号）

7月14・17・22日	ニューヨーク市ニューヨーク大学のスクール・オブ・エデュケーション講堂で自身が監督したダンス・プロダクション・ワークショップのサマー・コンサートを開催する。
7月19日〜8月20日	インディアナ州マンシーのボール・ステイト大学のサマー・プログラム・

RULE OF THE BONES

	オブ・モダン・ダンスで教える。
7月27日	ボール・ステイト大学でのサマー・アーツ・フェスティバルでエミリー・ワダムスと共にダンス・コンサートに出演。
	「ダンス・マガジン」9月号に『ダンス・プロダクション・ハンドブック：オア・レイター・イズ・トゥー・レイト（ダンス制作の手引き――いつかでは遅すぎる）』（ロイス・エルフェルト、エドウィン・カーンズ著）の書評を執筆。
10月10日	ニューヨーク州ヨンカースのザ・ハドソン・リバー・ミュージアムにおけるコンテンポラリー・ダンスのプログラムの振り付けと監督を担当し、エミリー・ワダムスらと出演する。
11月19〜20日	ニューヨーク大学クリエイティブ・アーツ部門のプログラム、ウィンター・ダンス・コンサートでスチューデント・コンサートの監督を担当。
1972年	ニューヨーク大学のアーティスト・イン・レジデンスを辞める。
	ベネット・カレッジでソロ作品「ビジル（寝ずの番）」を初演。

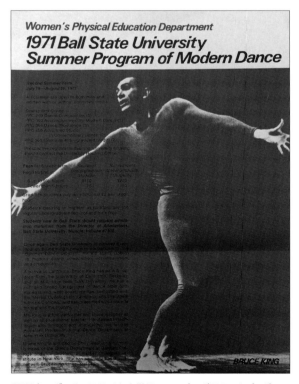

1971年、ボール・ステイト大学サマー・プログラム・オブ・ダンスのちらし。写真は「ゴースト」より「コーリング」

	それまで一緒に踊っていたエミリー・ワダムスにデイル・タウンゼントを新しく加えてカンパニーが一つにまとまる。
	「ニューヨーク大学を辞めてからカンパニーを持たねばならなくなった。ソリストとして私と出演契約をしていた人々から、今は資金があってカンパニーを受け入れられるので、ソリストとは契約できないと言われた。そこで私はカンパニーをつくって契約してもらえるようにしたんだ」（ブルース・キング・インタビューより）
5月14日	ニューヨーク州ミルブルックのハーカウェイ・シアターにおけるベネット・カレッジ・スプリング・アート・フェスティバルで、ブルース・キング・ダンス・コンサートを開催し、エミリー・ワダムス、デイル・タウンゼントと共に出演。
6月4日	アデルフィ大学チルドレンズ・センターのグレース・M・スタニストリートに対し、同大学より名誉芸術博士号が授与される。
8月18日	ボール・ステイト大学のサマー・プログラム・オブ・モダン・ダンスで教える。
10月24日	コネチカット州ハートフォードのトリニティ・カレッジの学生新聞が発行する「インサイド・マガジン」10月24日号に、ブルース・キングが新しくダンス学部のアーティスト・イン・レジデンスに任命されたことが掲載される。
	「ダンス・マガジン」11月号に『ボディ・ムーブメント・フォー・チルドレン：アン・イントロダクション・トゥ・ムーブメント・スタディ・アンド・ティーチング』（マリオン・ノース著）の書評を執筆。
11月2日	ミネソタ州ダルースのスコラスティカ・コンボケーションでダンス・コンサートを開く。
12月16日	アデルフィ大学チルドレンズ・センターにおけるルース・セント・デニス・デイのプログラムに参加。インプロヴィゼーションと「バード・ダンス」を踊る。
1973年1月24日	ニューヨーク州ガーデン・シティのローカル紙、「ザ・ガーデン・シティ・ニュース」に1月26日開催予定のセレブレーション・オブ・ジ・アーツのイベントの告知記事が掲載され、その中でブルースのダンスが紹介される。
1月26日	ニューヨーク州ヘムステッドのホフストラ大学シアターで、アデルフィ大学とナッソー郡の文化担当部局との共同提供によるセレブレーション・ジ・

RULE OF THE BONES

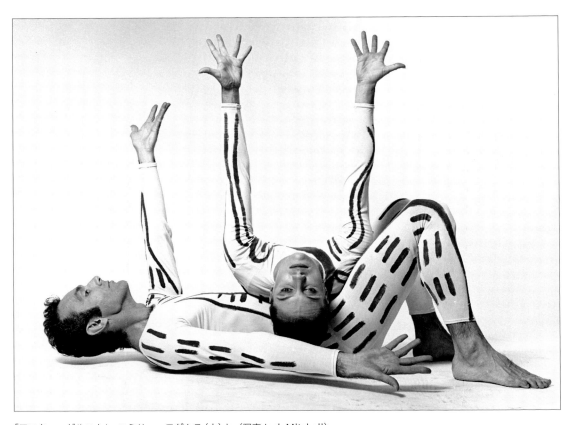

「アフター・ゲルニカ」。エミリー・ワダムス（上）と（写真 Jack Mitchell）

	アーツのイベント、ザ・フレンズ・オブ・チルドレンズ・センター・フォー・クリエイティブ・アーツで「アフター・ゲルニカ」など自身の作品を踊る。
5月17日	ザ・ジョンバウン高校（ニューヨーク市フラッシング）によるブルース・キング・ダンス・コンサートにエミリー・ワダムス、デイル・タウンゼントと共に出演。ニューヨーク・ステイト・カウンシル・オブ・ジ・アーツの助成金を受けて。
6月3日	ニューヨーク州ヨンカースのハドソン・リバー・ミュージアムによるブルース・キング・ダンス・コンサートに、エミリー・ワダムス、デイル・タウンゼントとともに出演。デュエット作品「バンブー（竹）」を初演。ニューヨーク・ステイト・カウンシル・オブ・ジ・アーツ の助成金を受けて。
9月	ニューヨーク州ヨンカースでビデオ「スカルプチャー・フォー・ザ・ダンス・エキジビション・アット・ザ・ハドソン・リバー・ミュージアム」の撮影に参加。

ブルース・キング 年表

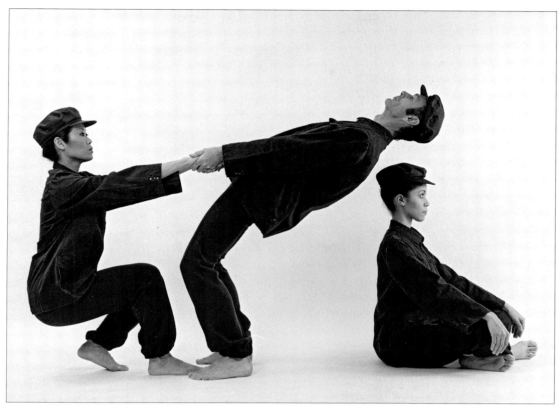

「リーブス」。デイル・タウンゼント(左)、ドーン・ダ・コスタ(右)と (写真 Jack Mitchell)

	「ダンス・マガジン」10月号にコラム「ムーブメント・アンド・ラーニング：ザ・プライオリティ・フォー・ダンス・イン・エレメンタリー・エデュケーション（動きと学習――初等教育におけるダンスで優先すべきこと）」を執筆。
10月22日	ニューヨーク・ポスト紙に11月10日と11日開催予定のブルース・キング・ダンス・コンサートの告知が掲載される。
11月8日	ニューヨーク市の無料週刊誌「ヴィレッジ・ヴォイス」に上述のブルース・キング・ダンス・コンサートの広告が掲載される。
11月10〜11日	ルイ＝ニコライ・ダンスシアター・ラボ・オブ・キメラ・ファンデーション・フォー・ダンス・インクによる、ブルース・キング・ダンス・コンサートを同ラボのザ・スペースで開催。タイトルは、ブルース・キング・ダンス・コンサート・ウィズ・エミリー・ワダムス・デイル・タウンゼント・アンド・バーバラ・クラヴィッツ。ニューヨーク・ステイト・カウンシル・オブ・ジ・アーツの助成金を受けて。

RULE OF THE BONES

1974年	「ダンス・マガジン」、「ダンス・ニュース」1月号に前年11月10〜11日開催のブルース・キング・ダンス・コンサートの評が掲載される。また「ダンス・ニュース」1月号では、1月10日にニューヨーク市のザ・チェイピン・スクールで行われる予定のブルース・キング・ダンス・コンサートの告知が掲載される。
3月10日	アメリカ・ダンス組合の北東地域委員会とダンス・ディメンションズ株式会社によるコンファレンス、「ダンス──学ぶことへの刺激（健常児と障害のある子供のために）」（於ホフストラ大学。ニューヨーク州ロングアイランド・ヘムステッド）でケイト・ウィトキンと共にワークショップ、ディスカッションを行う。
	「ダンス・マガジン」5月号に、クリエイティブ・アーティスト・パブリック・サービス・プログラム（CAPS）の研究奨学金賞を受賞した14人のコリオグラファーの一人にブルース・キングが選ばれたことが載る。
5月2日	週刊誌ヴィレッジ・ヴォイス誌に5月3〜5日にザ・アメリカン・シアター・ラボラトリーで開催予定のダンス・コンサートの告知が掲載される。
5月3〜5日	ニューヨーク州のジ・アメリカン・シアター・ラボラトリーにおいて、エミリー・ワダムス、デイル・タウンゼント、ハリース・トリープ3世らと共にブルース・キング・ダンス・コンサートを行う。トリオ作品「リーブス（葉）」、デュエット作品「スワーム（群れ）」を初演。
5月16日	週刊誌「ヴィレッジ・ヴォイス」にロバート・J・ピアース氏によるブルース・キング・ダンス・コンサート（5月3日〜5日。アメリカン・シアター・ラボラトリー）の評が掲載される。
5月18日	アデルフィ大学におけるルース・セント・デニス・デーに参加。
5月23日	92 St. Y で男子クラスのデモンストレーションを行う。
5月30日	92 St. Y でファカルティ・コンサート。自身の作品を踊る。
6月6〜9日	ニューヨーク市のヒルトンホテルにおけるコンファレンスに参加。
8月5日	ボール・ステイト大学の女子体育部の提供によりインフォーマル・コンサートを行う。
10月17日	ルイジアナ州ニュー・オリンズの日刊新聞「タイムズ・ピカユーン」に地元のラフォン小学校にダンスを教えにきたブルースとデイル・タウンゼントの記事が掲載される（下記に概要）。

〈アート・ゴーズ・トゥ・スクール〉

（前略）ニューヨークから来たハワイ生まれのダンサー、デイル・タウンゼントが、子供たちにカニの歩き方や熊の歩き方、白蟻が木を齧るまねを教える。要するに子供たちは気づかずにダンスを学んでいるのだ。

デイルはニューヨークを拠点に各地を回って子供たちにダンスを教えるブルース・キングの一行に加わった。彼女はリズム、動き、そしてダンスの基本的なコンセプトをニュー・オリンズの公立学校の子供たちにもたらしている。これはシャーリー・トラスティ率いる文化的資源事務所の後援によるアーツ・イン・エデュケーションの一環である。（中略）デイル・タウンゼントとブルース・キングは6週間滞在し、各学校で2日ずつパフォーマンスやワークショップを子供たちと教師たちのために行う。アデルフィ大学チルドレンズ・センターのダンス・コンサルタントであるキングは知覚運動学習を信頼している。彼のワークショップは実は子供の学ぶ、読む、書く能力を向上させるというほどである。そして彼のテクニックの基本は最高にシンプルである。「子供はじっとしているより動く」また彼らは「静かにしているより音を立てる」。　「ザ・タイムズ・ピカユーン」（1974年10月17日）

1975年1月18日
- ルイジアナ州でデュエット作品「オレンジ・アンド・レモン」を初演。
- アデルフィ・チルドレンズ・センターの全体集会で教える。
- 「ダンス・マガジン」3月号に『ユア・イサドラ──イサドラ・ダンカンとゴードン・クレイグのラブ・ストーリー』（フランシス・スティーグミュラー著）についての書評執筆（下記に概要）。

〈『ユア・イサドラ』スティーグミュラーのラブ・ストーリー〉

「イサドラ・ダンカンは20世紀の初めにダンスについての世の考えを変えた。1878年5月27日サンフランシスコに生まれ、幼少期をそこで過ごし、ダンスを習う。17歳でカリフォルニアを離れ、シカゴのメーソニック・ルーフ・ガーデンで踊る仕事を得る。ニューヨークに行き、商業劇場で踊った後、ダンスの学校を開設し、独自のダンスのパフォーマンスをした。さらにダンスを学ぶため、また彼女の芸術の真価が理解される環境を求めてロンドンへ行った。1900年の万博のときにパリを訪れ、それが彼女の芸術が世界中に知られるきっかけとなった。彼女は生涯にわたってヨーロッパ、ロシア、アメリカ、そして南アメリカで踊った。彼女はモダン・ダンスが今やバレエ（特にフォーキン）に影響を与え、ファッションや西洋における女性の役割にさえに顕著な影響力があるのだということを明確に示した。

イサドラ・ダンカンは人生の最後の年に、自伝『マイ・ライフ』を書いた。出版社が彼女に何か「売るもの」を書くように圧力をかけたのだ。1927年9月14日イサドラは自

> 動車事故で亡くなった。1927年の終わりに出版される前に、原稿は編集され改ざんされたという憶測がある」
> 「200通を超えるイサドラ・ダンカンからゴードン・クレイグに宛てた手紙と彼の返信の下書き、それに関係する彼本人と他の人の書いたもので綴られており、それらは初めて出版されるものである」

9月15日	アラスカ州でケチカン地区のバレー・パーク公会堂で、ダンス・フォー・チルドレンのプログラムを行う。アラスカ州芸術評議会とケチカン学区の助成を受けて。
9月22日	アラスカ州ケチカン地区のジ・アーモリーでソロ・ダンスのコンサートを行う。アラスカ州芸術評議会とケチカン学区の助成を受けて。
12月9日	ニューヨーク市のイースト・ブロードウエイ公会堂でダンス・フォー・チルドレンのプログラムをデイル・タウンゼントとともに行う。
1976年1月13日	ニューヨーク市のチェイピン・スクールの提供により、チェイピン講堂でブルース・キング・ダンス・カンパニーのプログラムを行う。デイル・タウンゼント、ドーン・ダ・コスタらと共に、トリオ作品「ジャズ・セット」を初演。
3月25日	ニューヨーク・ポスト紙とローリング・ストーン誌に3月27～28日に行われるコレオグラウンド・シアターでの公演の広告文が掲載される。
3月27～28日	ニューヨーク市のコレオグラウンド・シアターで、クリエイティブ・アーティスツ・パブリック・サービス（CAPS）の助成を受け、ブルース・キング・ダンス・カンパニーのプログラムをデイル・タウンゼント、ドーン・ダ・コスタ、リック・ゴメスらと共に行う。トリオ作品「ジェネラル・ブース・エンターズ・イントゥ・ヘヴン（ブース将軍、天国へ行く）」をニューヨーク初演。
5月	「ダンス・ニュース」5月号に上記公演の評が掲載される。
5月24日	アデルフィ大学チルドレン・センターで長年一緒に仕事をしたグレース・M・スタニストリートがアデルフィ大学を去る。
9月2日	アデルフィ大学よりスピーチ・アートと言語病理学と視聴覚の部門の非常勤准教授として任命される。
10月19日	アイオワ州のベッテンドーフのベッテンドーフ高校で、一部、アイオワ・アーツ・カウンシル、イリノイ・アーツ・カウンシルなどの助成を受けて

ブルース・キング 年表

	ブルース・キング・ダンス・カンパニーのプログラムを開催。デイル・タウンゼント、ドーン・ダ・コスタらと共に。
10月20日	イリノイ州のロック・アイランドのフランシス・ウィラード小学校でダンス・フォー・チルドレンのプログラムを開催。デイル・タウンゼント、ドーン・ダ・コスタらと共に。
同日	10月21〜23日のアイオワ州とイリノイ州でのプログラムの予告記事が、「クワッド・シティ・タイムズ」(アイオワ州ダベンポートのベッテンドーフなどの地域とイリノイ州の一部の地域で購読される朝刊紙)に掲載される。
10月21〜22日	アイオワ州ダベンポートのマリクレスト・カレッジでダンス・フォー・チルドレンのプログラムを開催。デイル・ダウンゼント、ドーン・ダ・コスタらと共に。
10月23日	マスター・クラスをイリノイ州ロック・アイランドの歴史地区にあるヴィラ・ド・シャンタルで開催。

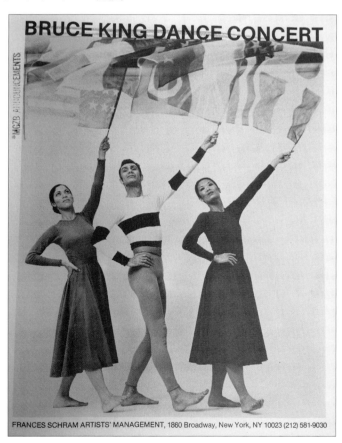

1976年頃のブルース・キング・ダンス・コンサートのちらし。写真は「ジェネラル・ブース・エンターズ・イントゥ・ヘブン」。ドーン・ダ・コスタ(左)、デイル・タウンゼント(右)と

103

11月30日	ニュージャージー州カウンシル・オン・ジ・アーツのアーツ・イン・モーション・プログラムの提供により、ニュージャージー州のスイミング・リバー・スクールでデイル・タウンゼント、ドーン・ダ・コスタらと共にブルース・キング・ダンス・カンパニーのプログラムを行う。
12月5日	アデルフィ大学チルドレンズ・センターで、ディアドゥル・デュ・プリー（女優）とブルース・キング両名の同センターにおける教師としてのこれまでの功労を称える食事会が開催され、招待される。二人に同センターより感謝状が贈られる。
1977年	ナショナル・エンドウメント・ツアーリング・カンパニーの仕事で学校を訪ねて回り、レクチャー・デモンストレーションを行う。
1月25日	ニュージャージー州のルーズベルト・スクール講堂でブルース・キング・ダンス・カンパニーのプログラムをデイル・タウンゼント、ドーン・ダ・コスタらと行う（ニュージャージー州カウンシル・オン・ジ・アーツのアーツ・イン・モーション・プログラムの提供）。
2月7日	アイオワ州マウント・バーノンのマウント・バーノン高校で、ダンス・フォー・チルドレンのプログラムをデイル・タウンゼント、ドーン・ダ・コスタらとともに行う（アイオワ州アーツ・カウンシル、ナショナル・エンドウメント・フォー・ジ・アーツ、マウント・バーノン学区などの助成を受けて）。同日、このメンバーで同地区のキング・チャペルでブルース・キング・ダンス・カンパニーのコンサートを行う。
2月8日	アイオワ州のマウント・バーノン高校でデイル・タウンゼント、ドーン・ダ・コスタらと共にブルース・キング・ダンス・カンパニーのプログラムを行う（アイオワ州アーツ・カウンシル、ナショナル・エンドウメント・フォー・ジ・アーツ、マウントバーノン学区などの助成を受けて）。
2月9日	アイオワ州マウント・バーノンのコーネル・カレッジのコーネル・コモンズでブルース・キング・ダンス・カンパニーの公演を行う（アイオワ州アーツ・カウンシル、ナショナル・エンドウメント・フォー・ジ・アーツ、マウント・バーノン学区などの助成を受けて）。
2月12日	アイオワ州のマウント・バーノンのコーネル・カレッジのコーネル・コモンズでダンス・フォー・チルドレンのプログラムをデイル・タウンゼント、ドーン・ダ・コスタらと共に行う（アイオワ州アーツ・カウンシル、ナショナル・エンドウメント・フォー・ジ・アーツ、マウント・バーノン学区などの助成を受けて）。
4月23日	ニューヨーク・ポストに5月7〜8日の公演の広告文が掲載される。

5月7〜8日	ニューヨーク市のラリー・リチャードソンズ・ダンス・ギャラリーでドーン・ダ・コスタ、カレン・バーリーらと共に、ブルース・キング・ダンス・カンパニーのプログラムを開催。デュエット作品「オータム（秋）」を初演。
11月	「ダンス・マガジン」11月号に下記の2つの書評が掲載される。『ダンス・インジュリー：ザ・プリベンション・アンド・ザ・ケア（ダンスによる怪我──その予防と管理）』（ダニエル・D・アーンハイム、ジョアン・シュライヒ著）、『トゥ・ムーブ、トゥ・ラーン（動くこと、学ぶこと）』（ケイト・ウィトキン、リチャード・フィリップ著）。
1978年	カテドラル・セントジョン・ザ・ディバイン（セント・ジョン大聖堂）のコンプリヘンシブ・エンプロイメント・アンド・トレーニング・アクト（CETA）プロジェクトの仕事を始める。
3月11日	アデルフィ大学チルドレンズ・センター・フォー・クリエイティブ・アーツのルース・セント・デニス・デーのプログラムに参加し、集会のリード役を務める。
	「ダンス・マガジン」2月号、3月号、4月号に連載コラムが掲載される（下記に概要）。

〈教育はダンスを見出すか？〉

◎パート1：現在の状況

　ダンス・スペシャリストの認定資格について10年間で多くのことが変わってきた。大学のダンス学部は、指導者よりパフォーマーの育成に力を入れているため、現在の認定資格はダンスの能力に重きが置かれているが、ダンスを教える能力を重視した認定資格に移行すべき時期に来ている。

　また、ダンスは未だ初等教育において独立した科目ではない上に、少子化、経済の動向、教師組合などにより、教育現場におけるスペシャリストは減らされている。一方で、ダンスの分野で最も好評なのは官民様々な組織の助成を受けて行うレジデンシィ（アーティストが一定期間一つの学校や学区に滞在し、子供たちにアートを経験させる）であり、代表的なものは連邦政府の助成によるナショナル・エンドウメント・フォー・ジ・アーツ（NEA）のアーティスト・イン・スクールズ（1972年〜）のプログラムである。

　現在のダンス・レジデンシィの計画にはプログラムの成果を評価する工程がかけている。アーティストが教師と話し合い、成果を記録し、問題点を明らかにして、将来の改善に繋がるよう協力していかなくてはならない。　（「ダンス・マガジン・ニューヨーク」1978年2月号）

◎パート2：レジデンシィを計画する

　ダンスを一つの芸術として公立学校に取り入れる主要な手段であるレジデンシィのプロ

ジェクトが最大の効力を持つように、プロジェクトの準備には特別に注意を払わなくてはならない。弾力性のない床（セメントの上に直接リノリウム、プラスチック・タイル、木を張ったもの）は骨格に有害なため、場所を選ぶ際にはその学区内で木製の良い床（実はぎ）のある体育館や教室のある学校にするべきだ。選定されるアーティストの条件は、子供に教えることに興味があり、既に子供を教えた経験があり、そしてプロジェクトの目的とメソッドについての一般的な理解を持っていることである。

　問題点としては、助成金の決定が遅れると、予定した学校の学期に間に合わず、プログラムが実行できないこともあるので、スケジュールを決めるタイミングには注意が必要だ。

　また、ほとんどの資金提供機関はアーティストの選定基準が曖昧であり、商業主義になりがちで芸術的な側面が軽視される風潮がある。審美的な価値よりも数字における成功という形で運営者を満足させることがアーティストにとっての重圧となり、最も大切な「芸術の経験」から遠ざかってしまう。失業率の上昇が実利主義的な目標（仕事、金銭、そして地位の獲得を教育と絡める動向）に向かわせることに拍車をかけている。

　教育の中の芸術というダンス・プロジェクトの長期の目標に近づくため、レジデンシィのプログラムが終わってしまわないように自衛策を講じるべきである。

(「ダンス・マガジン・ニューヨーク」1978年3月号)

◎パート3：将来

　アメリカは、芸術が国家資源の一部だとよりわかってきている。教育者は体験学習の分野で、ムーブメントと創造的芸術の役割により高い価値を置くようになっている。初等教育のダンスに関わる私たちは、教育の不可欠な部分としてのダンスの将来のため、ガイドラインを設定することで、この発展の上に基礎を築くことができるだろう。

　私たちの目標、必要な物事、言葉の定義を明確にし、現行のシステムを見直すことで方策も新しく変わるだろう。

　クリエイティブ・ダンスとは特定の動き方ではなく、良い身体の取り扱いであるとみなすことができるだろう。また、創造的芸術体験は参加者を重要視するものであり、観客重視のパフォーミング・アートとははっきりと区別しなくてはならない。子供時代の有益な創造的活動とは自分の考えを探り、明確にし、自分のすることを選択し、決定する、そして干渉されずに独力で考え、またグループの一員として他人の考えや作業に自分の考えを加えるという経験をする機会なのだ。そうすること自体に満足があり、喝采もブーイングも必要としない。

　現在クリエイティブ・ダンスや知覚運動学習について書かれた文献はほとんどなく、全国のこの分野の学生や教師のための資料や教材が必要とされている。

　創造的な学習においては、テストや発表会により表されるような成果よりも、学習そのものの課程の方に価値があるが、過程の評価は成果の評価より難しい。

　こういったことを記録する手段としては、ビデオが最も適している。

　簡単なビデオを作成し、子供のダンスとは本来どういうものかということに関する親や教育者の理解を助け、また、子供のより良い身体の取り扱いの発達の記録として、この分

> 野の研究や将来の評価基準設定に役立てることを考えている。
> 　また私たちは、芸術的、教育的、そして金銭的にも責任を負える方法を探さなくてはならない。アーティストは政府、教育者、親、そして子供たちとの新しいコミュニケーションの仕方を見つけ、効果的に変化を起こすべきである。
> 　多くの資金を求める必要はない。ダンスを含む新しいカリキュラムの設定を求めるのだ。巨額の資金よりも芸術と教育に対する姿勢の変化のほうが重要である。
> 　　　　　　　　　　　　　　　　　　（「ダンス・マガジン・ニューヨーク」1978年4月号）

4月29日	コロンビア大学ティーチャーズ・カレッジ大学院課程制作の「イントロダクトリー・レッスン・イン・クリエイティブ・ダンス」（録画）に教師、スピーカーとして出演。
7月7日	ニューヨーク・ポスト紙のイベント情報欄に8月4日、5日のコンサートの案内が掲載される。
8月4〜5日	ザ・カテドラル・オブ・セント・ジョン・ザ・ディバイン（セント・ジョン大聖堂）のザ・シノッド・ハウスでカルチュアル・カウンシル・ファウンデーションのアーティストと共にダンス・コンサートを行う。カルテット作品「ヒドゥン・アンセスターズ（隠れた祖先たち）」、トリオ作品「エントランセズ（入り口）」を初演。
9月8〜10日	ザ・カテドラル・オブ・セント・ジョン・ザ・ディバインのザ・シノッド・ハウスでキャサリン・リッツ、ジョン・パークスらと共にダンス・コンサートを行う。

> 「ナショナル・エンドウメントの仕事が終わると、ライティング・ディレクターのウィルがカテドラル・オブ・セント・ジョン・ディバインの仕事を得た。CETAのプロジェクトで私たち自身で資金調達をする必要がなかった。これを通じてヒドゥン・アンセスターズをつくった。（中略）CETAのダンサーたちと私のカルテットで非常に興味深い作品になった。（中略）ダンサーたちが幸運にも皆優秀だった」
> 「ジョン（パークス）が私のためにソロをつくり、ケイティ（リッツ）がジョンと私のデュエットをつくり、私は私たちのためにトリオをつくり、ケイティは彼女のソロを踊った。（中略）彼女にとってニューヨークで最後のパフォーマンスとなった。私の作品に出てくれたことがうれしかったよ」（ブルース・キング・インタビューより）

12月19日	キャサリン・リッツが亡くなる。
1979年	「ダンス・マガジン」1月号に前年の9月8〜9日にキャサリン・リッツらと行ったパフォーマンスの評が掲載される。

- 「ダンス・マガジン」2月号のエディターズ・フォーラムで、ダンス界の課題に関する意見が掲載される。

- 「ダンス・マガジン」3月号にキャサリン・リッツへの追悼文が掲載される（下記に概要）。

〈キャサリン・リッツへの追悼文〉

　キャサリン・リッツは特別な魅力と最もはっきりとした映写力を持ったダンサーだった。あるフレーズが「押す」よりも「放り投げる」方がより効果的だと分かる想像力を持っていた。彼女のダンスを見た私たちは、彼女のクオリティを、彼女の美しさを、いつまでも鮮やかに覚えているだろう。

　チャールズ・ワイドマンがケイティ・リッツのことを口にするときはいつでも得意満面だった。全ての彼のダンサーの中で、彼女は最もタイミングに対して敏感に反応した。そのリズムがユーモアをつくるのだった。彼はケイティが彼のダンサーだったことを思い出させるのが好きだった。彼女は50年代のコレオグラフィの発展に大きな影響を与えた。私たちは皆彼女のコンサートに出かけた。彼女のダンスを見て愉しむためだけではなく、彼女が作り出す新しい洞察力、新しい順序、新しい形から学ぶためだった。この頃のソロ作品の数々は一級品揃いだった。彼女の作品の中で最高だった。コーネル大学での彼女の最後のコンサートとなったパフォーマンスでそれらの中のいくつかのソロ作品を踊った。

　彼女は踊るのが大好きだった。そして彼女の踊りだけでなく、踊りを作るということに興味を持っていた。彼女は最後まで他のコレオグラファーたちを助けてくれた。私たちは彼女のところへ行ったものだ。なぜならば彼女には想像力があり、私たちが何をしようとしているか分かるからだった。彼女はいつも喜んでリハーサルに来てくれて、私たちのダンスを見て話をしてくれた。彼女の素晴らしい知識と笑いがダンスを作ることの楽しさを思い出させてくれたのだ。

4月25〜26日	ハンター・カレッジのスタジオ・シアターでソロ・ダンスのコンサートを行う。ソロ作品「トンネル」、「ウィンター・ハーベスト（冬の収穫）」、「アース・ソング（大地の歌）」を初演。
	「ダンス・ニュース」7月号に4月25〜26日に上記ダンス・コンサートの評が載る。
12月15日	アデルフィ大学におけるルース・セント・デニス・デーのプログラムに参加。「アース・ソング」を踊る。
1980年 2月28〜29日・3月1日	ニューヨーク市のハンター・カレッジのスタジオ・シアターでソロ・ダンスのコンサートを開催、ソロ作品「パターン」を初演。

3月20日	ニューヨーク市のローカル紙、「チェルシー・クリントン・ニュース」のダンス・レヴュー欄に「教育者として成功したアーティスト：ブルース・キング」と題する、ハンター・カレッジでのコンサートの記事が掲載される。
	「ダンス・ニュース」4月号に上記ハンター・カレッジで行われたソロ・ダンスのコンサートの評が掲載される。
春	ニューヨーク州ブルックリン22地区の公立学校のダンス・コンサルタントを務める。
	マンハッタン第199公立学校で、障害のある子供たちのためのダンス・レジデンシィを務める。
5月5～16日	ニュー・オリンズの公立の学校で子供たちと共に踊る、子供たちのためのプログラム「ムーブメント・ブリッジス（動きのかけはし）」を開催する。
6月12～14日	ナショナル・オペラ・インスティテュート学会の特別委員会のメンバーとして、セント・ルイスでプロフェッショナルの歌手、俳優のトレーニングを行う。
6月	アン・オッターソン＝ピルズベリー・ビデオ制作のビデオ「デモンストレーション・オブ・ザ・ワーク・オブ 1st アンド 6th グレードクラス」に教師、スピーカーとして出演。
7月7～25日	アデルフィ大学のサマー・セッションⅡ「アドベンチャー・イン・エステティック・エデュケーション」（美学教育の冒険）において「ダイナミクス・オブ・クリエイティブ・アーツ・フォー・ザ・クラスルーム（学級のための創造的芸術の変遷）」のダンス担当ファカルティ・アーティストとして指導する。
9～11月	アメリカン・アカデミー・オブ・ドラマティック・アーツで上級の生徒のためのコースを教える。
10～12月	リンカーン・センター・インスティテュートのアーティスト兼教師としてニューヨーク州スカーズデイルの5つの学校で教える。
11月	ホックシールド基金の助成金を授与される。
12月20日	アデルフィ大学のルース・セント・デニス・デーのプログラムで「ウインター・ハーベスト」を踊る。

1981〜1993年

アデルフィ・チルドレンズ・センターを辞める。
オペラ・フォー・ユースなどでワークショップを行う仕事。
ピラティスのワークショップを行う。
『ルール・オブ・ザ・ボーンズ』(本書の原書)を出版。
西ドイツのセミナーで教える。

1981年1月10日	アデルフィ大学同窓会での2回目のダンス・ワークショップで教える。
2〜4月	アメリカン・アカデミー・オブ・ドラマティック・アーツの1年生の課程を教える。

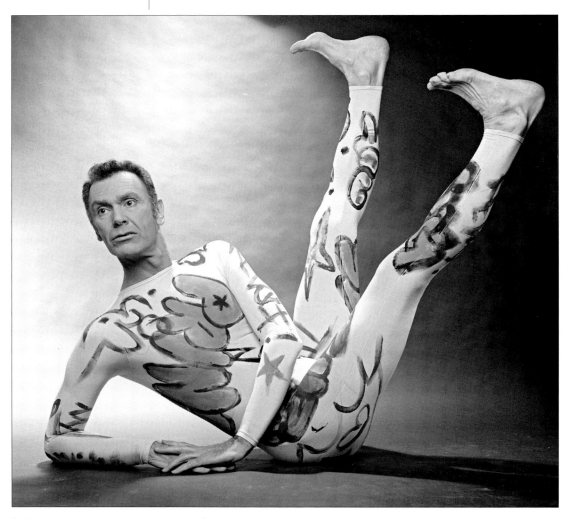

「パターン」(1980年頃／写真 Jack Mitchell)

2〜5月	マンハッタン第189公立学校で、障害者のためのダンス・プロジェクトを指導。
3月18日	マリーマウント・マンハッタン・カレッジで子供のダンスの指導ビデオを使った講義を行う。
5月16日	アデルフィ大学チルドレンズ・センターのパフォーマンス・ワークショップに指導役の一人として参加。
6月	ホックシールド基金の助成金を授与される。
6月6日	アデルフィ大学で開かれたグレース・スタニストリートのための特別な催しで、自作のソロ作品「パターン」を踊る。
夏	アデルフィ大学でクリエイティブ・アーツのワークショップを行う。
	アメリカン・アカデミー・オブ・ドラマティック・アーツで3年生のワークショップを指導。
秋	アデルフィ大学で審美教育の大学院課程におけるダンスの部門を指導。
	コロンビア大学ティーチャーズ・カレッジ大学院課程におけるダンスの特別講師を務める。
	「ダンス・マガジン」10月号にレイ・ハリソン（ダンサー、コレオグラファー）の死去に伴う記事を執筆。
1982年春	アーティスト・イン・スクールズ・プロジェクトで、ニューヨーク州ロングアイランドのメリックの3校で教える。
2月20日	メリマック・バレー・ダンス・コラボレーション賞を受賞。
4月4日・6日	マンハッタン・ケーブル・アンド・チャンネル・カンパニーの「ダンス・オン・テレビ」という番組のインタビューに出演。
4月17日	ワシントンDCのケネディ・センターにおけるオペラ・フォー・ユース（若者のためのオペラ）のワークショップで子供たちとデモンストレーションを行う。
4月30日	雑誌「バック・ステージ」のナショナル・ダンス・ウィーク（アメリカで毎年行われるイベント）の記事の中で引用される。
7月4〜16日	西ドイツ（当時）のケルン、ミュンガードルフ・スタジアムで行われた第26

	回インターナツィオナーレ・ゾンマーアカデミー・デス・タンツェス（国際夏期舞踊学校）でモダンダンスを教える。
	西ドイツの雑誌「バレット・インターナツィオナール」8／9月号の中の「バレット・インフォ」に、インターナツィオナーレ・ゾンマーアカデミー・デス・タンツェスの記事とともにワークショップで教えているブルースの写真が掲載される。そこでは、「多様さの中にさらに特別なカラーをもたらしたのがブルース・キングだ。彼は原始的で自然なムーブメントの形を追求していた。明確な「型」にはまるのが好きな生徒に対して、まずは自分の身体に対する感覚を持つことと、動きの可能性を教えていた。これによって彼は生徒たちを彼らの隠れた創造性へと端的に導いた」と評されている。
夏	アメリカン・アカデミー・オブ・ドラマティック・アーツの3年生のワークショップを教える。
	シェラトン・センターで開催のアメリカン・シアター・アソシエーション・コンベンションでオペラ・フォー・ユースの識者として参加。
秋	アメリカン・アカデミー・オブ・ドラマティック・アーツの2学年の課程で教える。
1983年	
2月26〜27日	ウォールデン講堂で開催のウエスト・サイド・コリオグラファーズで「ウィンター・ハーベスト」を踊る。
5月5日	ニコライ／ルイス卒業生コンサートで「パターン」を踊る。
夏	キャサリン・リッツ伝記のプロジェクトに取り組む。
9月	ホックシールド基金の助成金を授与される。
11月1〜2日	ボストンでオペラ・フォー・ユースの理事会に出席。
12月12〜14日	レッドサンの「Squaw」のためのロックビデオの振り付けをする。
1984年2月	「ダンス・マガジン」に記事「ムーブメント・フォー・アクターズ」が掲載される。
3月3〜4日	ウォールデン講堂で開催のウエスト・サイド・コリオグラファーズで「バンブー」を踊る。
6月	ホックシールド基金の助成金を授与される。

夏	キャサリン・リッツ伝記のプロジェクトと『ルール・オブ・ザ・ボーンズ』（本書の原書）の執筆に取り組む。
7月	グレース・スタニストリートが亡くなる。
10月26日	ニコライ／ルイス卒業生コンサートで「ゴースト」を踊る。
11月4日	アデルフィ大学におけるグレース・スタニストリートの追悼式典で、ファカルティ代表としてスピーチをする。
11月	ナショナル・インスティテュート・フォー・ミュージック・シアターの季刊誌「コメンタリー」秋号にプロの歌手と俳優のためのムーブメント・トレーニングについての記事を執筆。
1985年4月26日	雑誌「バック・ステージ」のナショナル・ダンス・ウィークの記事の中で引用される。
8月29日・9月3日・17日	オーラル・ヒストリー・プロジェクトのインタヴューでこれまでの人生やダンスについて語る（本年表において「ブルース・キング・インタビュー」として記載した部分）。

> 「私は今でもダンスは抽象的なもので、それこそがダンスを見たり踊ったりすることの本来の喜びなのだと感じている」
> 「私は明確な方法で物事をなす必要があると思っているので、自分の頭の中に明確なものをおいている。デザインを得るためではなくてデザインを通じて動きのクオリティを得るためだ。そのクオリティが伝わり、人々の中の確かなものをかき立てる。そして、それによってそのダンスが一層彼らにとって興味深いものになる。単なるデザインにとどまらずにね。そういうことなんだ」（ブルース・キング・インタビューより）

夏	昨夏に引き続き、キャサリン・リッツ伝記のプロジェクトと、『ルール・オブ・ザ・ボーンズ』の執筆に取り組む。
	カルメン・ルーカー（ダンサー、教師）のスクラップ・ブックとアルバム「ダンシング・イン・ボードビル 1918-1928」をリンカーン・センターのダンス・コレクション寄贈のために準備。
1988年 4月13日・16日	コロラド州ボルダーでピラティスのワークショップを行う。
1990年	アデルフィ・チルドレンズ・シアター（後にアデルフィ・チルドレンズ・センターと改名）で1951年〜1981年の間に創り、使用したクリエイティブアートのマテリアルのスクラップ・ブックをまとめる。序文としてグレース・スタニストリートに対する感謝と尊敬を込めた文が添えられている。

RULE OF THE BONES

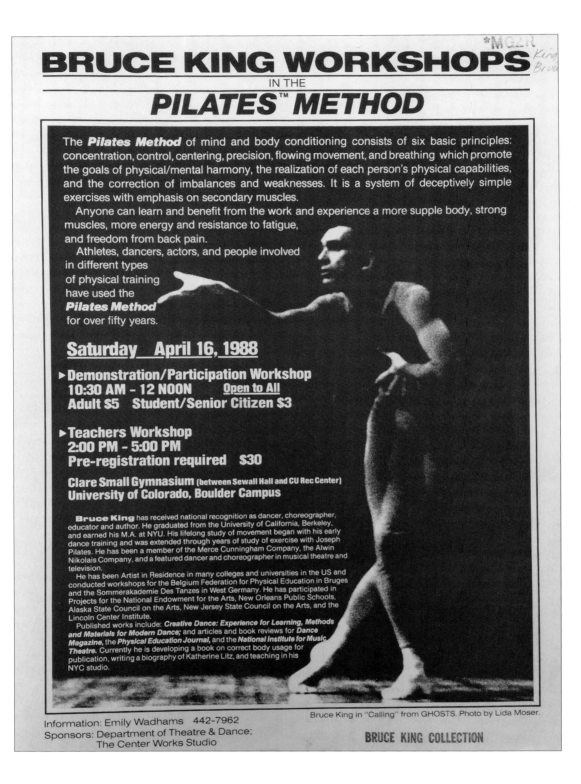

1988年4月、ボルダーでのピラティスのワークショップのちらし。写真は「ゴースト」より「コーリング」

1991年	『ルール・オブ・ザ・ボーンズ：正しい体の使い方のためのエクササイズ 理論と実践』（本書の原書）が出版される。
1992年	「ダンス・マガジン」12月号にカルメン・ルーカーの追悼記事を執筆。
1993年1月1日	ブルース・キング死去。
1月6日	「ニューヨーク・タイムズ」に死亡記事が掲載される（下記に概要）。

> 「ダンサー、コレオグラファー、そして教師だったブルース・キングが金曜日、セント・ルークス＝ルーズベルト・ホスピタル・センターで亡くなった。67歳、マンハッタン在住だった。（中略）カリフォルニア大学バークレー校、ニューヨーク大学で学んだ。ニューヨークでマース・カニンガム、ハンヤ・ホルム、マーサ・グラハム、そしてアーウィン・ニコライに師事した。
> カニンガム氏の舞踊団を含むいくつかのモダン・ダンス・カンパニーで踊った後、70年代には自身のブルース・キング・ダンス・カンパニーと共にソロやグループ作品を発表した。長年にわたりアデルフィ大学とアメリカン・アカデミー・オブ・ドラマティック・アーツで教鞭をとり、多くのカレッジでアーティスト・イン・レジデンスとして教え、また多数の教育プロジェクトに参加した」

「ダンス・マガジン」4月号に死亡記事が掲載される。

> 「10個の楽器で始めたのにひとつ、またひとつとはがれ落ちるように減っていって最後にピアノの音だけが残る。先細りしていく構造なんだ。その先細りしていく曲に対して私は過去から馴染んだ動きを10種類つくり、10テーマとしてフレーズをつくった。10テーマ全てを踊り、またそれらを繰り返すが、ひとつずつ減っていく。そして最後は一つの動きのみで終わる。ダンサーの人生の様にもにて、「ウィンター・ハーベスト」のもう一つの続きとも言える。物事は過ぎ去り始めるということなんだ。腕立て側転もたくさん出てくるが、それもテーマの一つなんだ」（ブルース・キング・インタビューより）

RULE OF THE **BONES**

ブルースの思い出
メアリー・ボーエン・インタビュー
聞き手：川名昌代

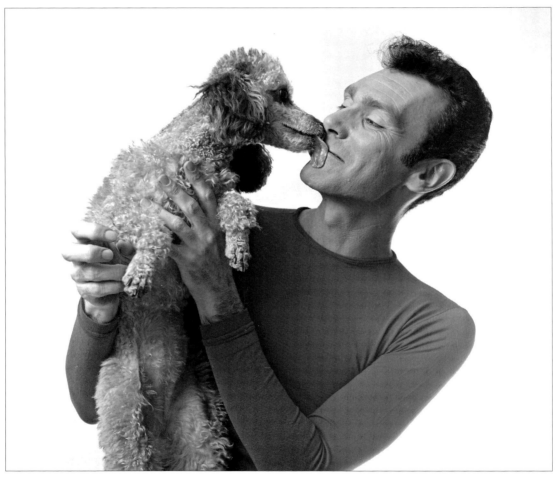

ブルース・キングと愛犬ミスター・ピーチ（写真 Jack Mitchell）

　メアリー・ボーエンは、ピラティス教師として44年、そしてユング派のサイコ・アナリストとして48年間活動を続けている。
　世界的なピラティス・コミュニティに独特な貢献を生み出しつつ、1995年、彼女は2つの職業を組み合わせた。ピラティス・プラス・サイキ（PILATES PLUS PSYCHE）は、それぞれの顧客を一人の人間としてその存在に包括的に取り組み、体のみならず意

識的な部分も無意識的な部分も含め、その人の精神にも向き合う。

　メアリーは現役で活動している最も年長のピラティス・エルダー（ジョセフ・ピラティスに直接学んだピラティス教師）であり、ジョー（ジョセフ・ピラティス）とクラーラから6年半の間、週2回のペースで学んだ。

　ジョーの死後メアリーが52年間に経験したプライベート・レッスンは、7年間ずつ連続的にボブ・シード、ロマーナ・クリザノウスカ、キャシー・グラント、ブルース・キングと平行してジャン＝クロード・ウエスト、その後クリスチャン・ライトに20年間である。

　彼女は自分自身のために16年間ピラティスを経験した後、1975年にロマーナ・クリザノウスカの承認の元、教え始めた。

　メアリーは3つの州で開業している。ニューヨーク州マンハッタン、コネチカット州とマサチューセッツ州である。加えて米国内や世界中に旅をしてワークショップを行ったり、コンファレンスに出席している。

　そんなメアリー・ボーエン氏に2016年4月15日、コネチカットの彼女のスタジオにて、本書翻訳者の川名昌代がインタビューを行った。

川名（以下、K）　あなたはジョセフとクラーラ・ピラティス夫妻に指導を受けだけでなく、ブルース・キングを含む様々な教師に学んだと伺っています。

メアリー（以下、M）　ええ、ブルースのセッションは5年間受けたわ。彼の体調が悪くなったために中断したの。

　大きな百貨店のヘンリベンデルの中にあったキャシー・グラントのスタジオが閉鎖されたとき、ブルースがまだマンハッタンで教えていると知ったの。自然と彼が次の先生になったのよ。

K　ブルースに習い始めたのはいつですか？

M　1987年だったわ。彼は1993年1月1日に亡くなったの。私は、具合はどうかと訊こうと思って、病院にいる彼に電話をかけたの。「どうかな」と答えると思っていた、1月1日の朝、私が電話をかけたとき彼は出なかった。私が電話をしたすぐあとに、訪ねてきた彼の友人が部屋に入って彼がベッドで亡くなっているのを見つけたの……。

RULE OF THE BONES

K 当時のブルースのスタジオについて教えてください。

M 彼のスタジオはマンハッタンの73丁目通りとアムステルダム通りの交差点からちょっと入ったところにあったわ。彼はワンルームのアパートメントに住んで、そこで教えることもしていたの。入ると右手にバスルームがあって、それから小さい台所が部屋の一部にあった。残りの全ては仕切りのない部屋で、堅い木の床、鏡とピラティスのマシンが何種かあった。リフォーマー、キャデラック、スモール・バレル、そして……ラージ・バレル※1があったかどうか覚えていないわね。部屋の片側の壁には背の高い頑丈なラダー（運動用の梯子）があった。これは今、私のコネチカットのスタジオで受け継いだの。そしてもう片方の壁には良くできた立位や座位で腕の運動をするための道具があって、顧客の筋力に合わせて調整するための重りのついた滑車から繋がって持ち手がついているの。

　このラダーとアーム・セット・アップはブルースのスタジオ独自のもので、おそらく彼のダンサーやダンス・カンパニーの代表

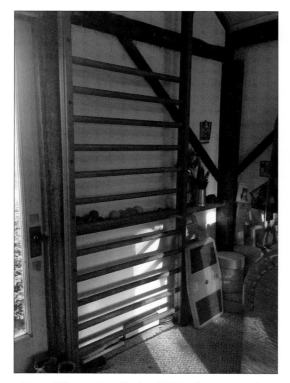

ブルースが使っていたラダーという器具。今はメアリーボーエンのスタジオにある

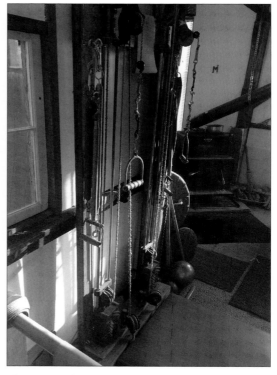

ブルースだけが使っていたもう一つの器具アーム・セット・アップ。同じくメアリーのスタジオにある

というキャリアに関係していたと思うわ。

　私は彼から、その壁につける腕の運動器具も受け継いだの。この両方の壁につける器具を使ってたくさんのエクササイズができるのよ。私はこれらを自分自身のワークに取り入れることを楽しんでいるだけでなく、ブルースの思い出と彼に対する感謝をわすれないでいるわ。ジョーのスタジオにはこの二つのマシンはなかったわ。

K　ブルースはどのように教えたのでしょうか

M　そうね、彼の教え方はピラティスの新しい変化を受け継いだ若い人たちからは、敬遠されることもあったわね。彼らの中にはブルースのやり方は古すぎると考える人たちもいたの。私はブルースに習い始めたときには57歳で、既に28年間ピラティスをしていたから、ブルースが同じことを何度も繰り返したり、レッスンが毎回全く同じように始まることに耐えられたわ。それに繰り返しの中にいつも何か「新しいこと」を発見したわ。多分このメソッドと自分の人生の両方を長く続けてきたおかげかもしれないわね。

　ブルースはアライメントの達人だった。彼は誰よりも骨のアライメントの大切さを理解して、それを誰よりも上手く教えていたの。彼は骨のアライメントについて強調することにかけては王様だったわね。私は88歳になってもまだ、その点において彼がどれだけ正しかったかということに感謝しているの。ブルース・キングがまとめた『ルール・オブ・ザ・ボーンズ』(本書の原書)という素敵な小さな本は、誰もが読むべきね。そもそもブルースがジョーのところへ行ったのは、骨のアライメントの悪さから来る膝の痛みのせいだったのよ。ジョーはブルースに6ヵ月間ずっとリフォーマーでレッグ・アンド・フットワーク[※2]をさせたの。彼の足と脚の骨の位置を再調整するためよ。彼はほとんど気が狂いそうになったそうよ。だけどそれで良くなったの。彼は身体にとっての正しいアライメントの重要性を自ら経験したのね。

　ブルースのレッスンでは「ピラティス」のエクササイズを行う前に、皆マットに座って正しい骨のアライメントに取り組んだのよ。足、足首、脚、膝、骨盤……立ち上がるところまで。それはレッスンの始まりとして素晴らしかったわ。

K　何か犬についての思い出はありますか？

RULE OF THE BONES

M ええ！ ミスター・ピーチという小さなピーチ・カラーのプードルがいたの。ミスター・ピーチはレッスンのとき毎回ブルースの隣に座っていたわ。彼らはペアだった。ブルースが座って見ている直ぐ横にミスター・ピーチがすわっているのよ。可愛かったわ。ブルースがスタジオのどこでレッスンをしていても、ミスター・ピーチは彼の横にいるの。3年間はそんな調子だったの。もう一頭犬が加わるまではね。大きな白いボクサー犬、チャンプよ。ブルースは彼を安楽死の運命から救ったの。そうなると、ミスター・ピーチはブルースの隣の彼の場所をあきらめなくてはならなくて、窓の近くの大きなクッションでチャンプと一緒に寝そべっていたわ。彼らはとてもお行儀が良かったの。そうしなくてはならなかったの。ブルースがボスだったのよ。

K ブルースの人柄について教えていただけますか？

M ブルースはとても知的で品があって優雅でさえあったわ。彼が踊るところを見てみたかった。ほとんど完璧だったに違いないわ。ジョーが私たち個人についてはあまり興味がなかったのと

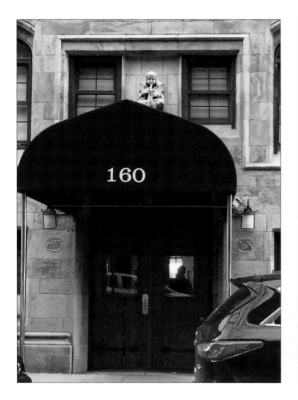
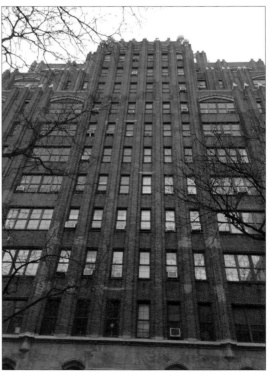

ブルースの住まい兼スタジオのあったビル

120

同様に、ブルースはワークのことが全てだった。彼はジョーと同じでセンセイト・シンカー（サイコ・アナリストの用語）だったから、私たちに向かって感じていることや直感を表さないの。私たちが誰であるかには全く興味がないとさえ言ってもいいわね。だから簡単に打ち解けるタイプではないの。彼はそういう人だったのよ。そういう相手と係るには、自分自身のことは横に置いて、彼の教えと人柄に自分を合わせないとね。

ある日、ブルースと私の間で問題が起きたことがあったわ。私は動物が大好きで、犬たちはそれをわかっていた。彼らはいつも私に会うとはしゃいだの。彼らはエレベーターから廊下を歩いてくる私の足音を知っていた。私がたまたま彼らのための骨を持っていたら、彼らは大騒ぎして喜んだわ。ある日そうなったとき、ブルースは私に腹を立てたの。彼は犬たちにいつでも静かに、彼のコントロール下にいてほしかったのね。もしまた犬たちに骨を持ってくるなら、もはや私は彼のスタジオで歓迎されないと言ったのよ。

その同じ日にリフォーマーでロング・スパイン・ストレッチ[※3]をしていたとき、いつもは私の両足を高いポジションから下へガイドしてくれるブルースがいなかったの。多分犬たちのことでまだ私に怒っていたのかしら。ブルースがいない中、（エクササイズの動きで）降下しているときに背中を痛めてしまったの。そのことをブルースに言ったら、私の背中のことなどお構いなしだったわ。その日コネチカットの家に戻ってから彼にメモを書いたの。私は犬たちに骨を持って行かないことに同意するけれど、もし彼が今後もレッスンの中で起きるかもしれない怪我に対して注意を払わないのなら、私はもう彼のレッスンを継続しないとね。私たちは二人とも違う振る舞い方をすることに同意して、そのまま問題なく続けたわ。ブルースとは交渉可能なの。ただしはっきり言わないといけないのよ（笑）。彼はとても規律正しい人だったの。彼には彼の儀式とも言えるやり方があって、そういった事柄を邪魔されたくないのね。私は彼のやり方を受け入れることができた。彼とのレッスンで、その他には、私にとっても彼にとっても不快な出来事はなにも起きなかったわ。

ブルースはジョーとクラーラとハンナ（当時のピラティス夫妻のアシスタント）と同じビル、8番街939の同じ階に住んでいた

ことがあるそうよ。彼が住んでいたのはその階の一番奥の部屋で、向い側がジョーの物置だったの。1965年に火事で部屋が酷い煙の被害を受けたため、ブルースは引っ越さなければならなかったのですって。火事が起きた日、建物の通り側が焼けたのよ。通り側は半分はスタジオ、もう半分はジョーとクラーラのプライベートなスペース（もう一つの大きい部屋）だった。ハンナは初めてきた人に5〜6回レッスンをしてメソッドを紹介する主要な先生で、彼女もその階に住んでいたの。一度彼女からやり方を習ったら、あとは自分一人でやらなくてはならない。彼女から習ったことを全て記憶していることを求められ、そうしたわ。誰も甘やかされることはなかったわね。ジョーのスタジオでは、自分で責任を持って自分と自分の身体のためのワークをすることが全てだった。私は6年半の間、週2回そこに通ったの。少しずつ、そして、どんどんエクササイズのリストが増えて、ジョーやクラーラやハンナから与えられるキュー（エクササイズを行うときの指示）も増えていったけれど、大半は自ら研究し、自分で覚えたの。

　1959年に私がジョーとクラーラに習い始めた頃、ブルースのことも、彼がそこに住んでいることも知らなかったわ。そこに住んでいた時、彼はクラーラの親しい友達で、引っ越したあともそうだったわ。ジョーは1967年に亡くなったの。クラーラは彼の死後、10年間そのビルに住んでいたわ。彼女はジョーと一緒に住んでいたところにいたかったのね。彼女はスタジオの部分をダンサーに貸し出したりしていたわ。彼女が亡くなったとき、ブルースに彼女の一番のお気に入りだったコンフォーター（掛け布団）を残したの。ジョーとクラーラはとても質素に暮らしていたのよ。初めの数年間、毎回の料金は5ドルだった。最後の2年間は7ドルに上がったの。現代と比べて、とてもとても安いわ。もちろんずっと前の話で、今とは全く違った経済環境だったけれど。

K　ブルースは一言で言うとどんな人でしたか？

M　ブルースは非常に美しく、上品で見事、なんと言うか、絶妙だった。そうね「絶妙」という言葉がぴったりね！　教え方が絶妙で、志すところも絶妙だったの。彼はエクササイズ以上のことをしようとしていた。彼は身体のための芸術的なパフォーマンスをしようとしていたと言えるわね。ダンスが彼の情熱だった

の。その情熱を込めてピラティス・メソッドを使い、正しいアライメントのムーブメントを教えていたのよ。彼は私にとって素晴らしい先生だったわ。適切なときに、適切な年齢で、落ち着いて、より忍耐強くなって自分の身体の動きの内側にフォーカスできるようになった時、彼に習うことができて良かったわ。私はブルース・キングに5年間習えたことにとても感謝しているの。彼はユニークな存在だったわ。

　おかげで懐かしい彼の思い出を話せたわ。ありがとう。

※1　リフォーマー、キャデラック、スモール・バレル、ラージ・バレル。いずれもピラティス用のエクササイズ器具
※2　レッグ・アンド・フットワーク。リフォーマーという器具の上に仰向けになり、脚を曲げ伸ばしする運動。
※3　ロング・スパイン・ストレッチ。ピラティスのエクササイズの一つ。

インタビュー冒頭で紹介したピラティス・プラス・サイキ、その丸2日間にわたる1対1の集中講座（14時間）は、それぞれのピラティス教師を指導し、個性をサポートする、メアリーの好きな形式である。興味のある方は、以下のいずれかのアドレスにEメールでメアリーに連絡を遠慮なくどうぞ。

marybowen18@sbcglobal.net
mary@pilates-marybowen.com

著者について

　ブルース・キングはダンサー、振付師、著述家として全米に認知されている。カリフォルニア大学バークレー校を卒業し、ニューヨーク大学で修士課程を修了した。マース・カニンガム・カンパニーとアーウィン・ニコライ・カンパニーのメンバーとして、また、ミュージカルシアターやテレビでも、ダンサーそして振付師として活躍してきた。ソロ・コンサートやグループ・ワークは全米の至る所で、そしてニューヨーク市におけるコンサートでも演じられてきた。彼の生涯にわたるムーブメントの研究は、子供の頃のダンスの訓練に始まり、ジョセフ・ピラティスのもとでの長年にわたる研鑽を経て広がりを見せた。メイベル・エルスワース・トッドとルル・スウェイガードの著作は彼の仕事に大きな影響を与えた。

　彼は全米の大学やブルージュにおけるベルギー身体教育連盟のためのワークショップ、西ドイツ（当時）での〝夏期ダンスアカデミー〟で何千人もの生徒たちを教えてきた。ナショナル・エンドウメント・フォー・ジ・アーツ、アラスカ州芸術委員会、そしてリンカーン・センター・インスティテュートの事業に関わってきた。

　30年間、アデルフィ大学チルドレンズ・センターの教員を務め、5年間、アメリカン・アカデミー・オブ・ドラマティック・アーツ（AADA）で俳優たちにムーブメントを教えた。

　本書と「CREATIVE DANCE：EXPERIENCE FOR LEARNING（創作ダンス：学習のための経験）」はモンタナ州立大学から、そして教師のマニュアルである「METHODS AND MATERIALS FOR MODERN DANCE（モダンダンスの手法と題材）」はKimbo USAからそれぞれ出版されている。ダンス・マガジン、カソリック・シアター、フィジカル・エデュケーション・ジャーナル、そしてナショナル・インスティテュート・フォー・ミュージック・シアターのために記事や書評を執筆してきた。現在キャサリン・リッツの伝記を執筆中であり、ニューヨーク市の自身のスタジオで指導をしている。

◉ 参考文献

Mabel Elsworth Todd 著（メイベル・エルスワース・トッド）
THE THINKING BODY
1973年　Dance Horizons 社

Lulu E. Sweigard 著（ルル・E・スウェイガード）
HUMAN MOVEMENT POTENTIAL
1974年　Dodd, Mead & Co. 社

Eleanor Metheney 著（エレノア・メセニー）
BODY DYNAMICS
1952年　McGraw-Hill Co. 社

Friedman & Eisen 著（フリードマン＆エイゼン）
THE PILATES METHOD
1980年　Doubleday & Co. 社

◉ 年表出典

ダンス・ニュース　DANCE NEWS
ダンス・オブザーバー　DANCE OBSERVER
ダンス・マガジン　DANCE MAGAZINE
カトリック・シアター　Catholic theater
ヘラルド・トリビューン International Herald Tribune
チルドレンズ・シアター・レビュー　Childrens center review
ニューヨーク・タイムズ　The New York Times
インサイド・マガジン　INSIDE MAGAZINE
ザ・ガーデン・シティ・ニュース　The Garden City News
ニューヨーク・ポスト　NEW YORK POST
ヴィレッジ・ヴォイス　The Village Voice
ローリング・ストーン　Rolling Stone
クワッド・シティ・タイムズ　Quad city times
チェルシー・クリントン・ニュース　CHELSEA CLINTON NEWS
バレット・インターナツィオナール　ballett international
コメンタリー　COMMENTARY

訳者について

川名 昌代（かわな まさよ）

1968年、千葉県生まれ。ピラティス・インストラクター。「Pilates Body Contrology Studio」主宰。1997年、けがのリハビリテーションのため、医師の勧めでピラティスを始める。2000年よりニューヨークでジョセフ・ピラティスの弟子の一人、ロマーナ・クリザノウスカに師事し、2001年インストラクターの資格を取得。2004年より同じくピラティスの弟子であるロン・フレッチャーに師事する。2006年、アリゾナ州公認スクール「ロン・フレッチャー・プログラム・オブ・スタディ」より指導資格認定を受ける。2008年〜2017年、同プログラムにおけるファカルティとして指導者育成セミナー等で指導をする。主な翻訳書に『Every Body is Beautiful　ピラティスで体の中から美しく』（ロン・フレッチャー、アラン・イーバート共著／万来舎）、『CONTROLOGY　ピラティス・メソッドの原点』（ジョセフ・H・ピラティス著／万来舎）がある。

---

special thanks

Laura Charron
Akemo Yuki
Kazuha Asai
Yasuko Kanzaki

カバー写真 • W. H. Stephan
写真 • Jack Mitchell・川名昌代
装幀 • 引田　大（H.D.O.）
本文レイアウト • 大関直美

RULE OF THE BONES
骨から考えるピラティス

2019年4月28日　初版第1刷発行

著　者：ブルース・キング
訳　者：川名昌代
発行者：藤本敏雄
発行所：有限会社万来舎
　　　　〒102-0072　東京都千代田区飯田橋2-1-4
　　　　　　　　　　九段セントラルビル803
　　　　TEL 03 (5212) 4455
　　　　E-Mail letters@banraisha.co.jp

印刷所：株式会社シナノ

©KAWANA Masayo 2019 Printed in Japan

落丁・乱丁がございましたら、お手数ですが万来舎宛にお送りください。
送料小社負担にてお取り替えいたします。
本書の全部または一部を無断複写（コピー）することは、著作権法上の例外を除き、禁じられています。
定価はカバーに表示してあります。

NDC781 128p 27cm
ISBN978-4-908493-32-4

ロン・フレッチャー流の
考え方、呼吸法、動き方、感じ方を学び、
あなた独自の美しさを発見しよう！

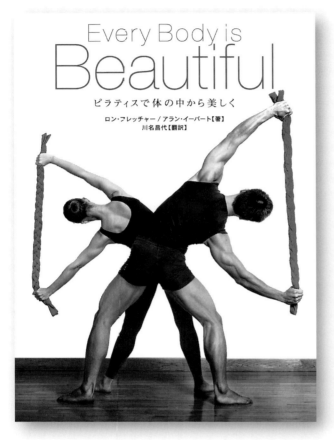

ジョセフ・H・ピラティスの直弟子、ロン・フレッチャーの教える「コントロロジー」は、体に過度な負担をかけることなく、体を引き締め、体調を整え、全身を改善するのに役立ちます。それは単なる運動をはるかに超えた、体の持つ潜在能力を引き出すための自然な体の使い方なのです。

この頭（心）、体、呼吸、精神のための「コントロロジー」がついに本になりました。基本的な動きとテクニックが、段階ごとに正確な動きを表す多数の写真とともに記載されています。

本書によって、居ながらにして「ピラティス・メソッド（コントロロジー）」をすべて体験することができるのです。

Every Body is Beautiful
ピラティスで体の中から美しく

ロン・フレッチャー／アラン・イーバート［著］
川名昌代［翻訳］

定価：2,940円（税込）
ISBN978-4-901221-22-1

〈内容〉	【理論編】	第1章	はじめに
		第2章	よい呼吸
		第3章	ボディ・アウェアネス
		第4章	筋力のガードル
		第5章	ボディ・アラインメント
		第6章	12の目覚めのステップ
		第7章	ムーブメント・エクスペリエンスと老化
	【実践編】	第8章	ムーブメント・エクスペリエンスと妊婦
		第9章	ムーブメント・エクスペリエンスと身体障害
			ムーブメント・エクスペリエンス〈初級・中級・上級〉

（定価は2019年4月現在）